血液系统疾病
患者居家护理指导

名誉主编　肖志坚

主　　编　解文君

副 主 编　方　云　朱霞明　李秋环　张　鹍　金爱云

编　　者　（按姓氏笔画排序）

王　静　王春立　王颖莉　方　云　白燕妮　朱霞明
刘　洁　刘玉秋　刘树佳　刘婷婷　孙　佳　孙爱华
杜　欣　李丽春　李秋环　李晓娟　吴　云　吴桂彬
何　华　佘旻虹　张　杰　张　鹍　张会娟　陈　静
金爱云　单月华　赵江丽　赵金影　胡亭钰　柴燕燕
唐铁军　崔　岩　彭　映　谢彩琴　解文君　褚　红
赫　洋

秘　　书　杨慧慧　张倩倩

人民卫生出版社

·北　京·

图书在版编目（CIP）数据

血液系统疾病患者居家护理指导 / 解文君主编.
北京 ：人民卫生出版社，2025. 6. -- ISBN 978-7-117
-38136-9

I. R473.5

中国国家版本馆 CIP 数据核字第 2025AR7735 号

血液系统疾病患者居家护理指导
Xueye Xitong Jibing Huanzhe Jujia Huli Zhidao

主 编：解文君
出版发行：人民卫生出版社（中继线 010-59780011）
地 址：北京市朝阳区潘家园南里 19 号
邮 编：100021
E - mail：pmph @ pmph.com
购书热线：010-59787592 010-59787584 010-65264830
印 刷：北京顶佳世纪印刷有限公司
经 销：新华书店
开 本：710 × 1000 1/16 印张：14
字 数：222 千字
版 次：2025 年 6 月第 1 版
印 次：2025 年 10 月第 1 次印刷
标准书号：ISBN 978-7-117-38136-9
定 价：59.00 元

序言一

健康是人类永恒的追求，是民族昌盛和国家富强的重要基石。随着《“健康中国2030”规划纲要》的深入实施和全民健康素养的提升，医疗服务模式正逐步向“以人民健康为中心”转变。在此背景下，血液系统疾病（以下简称“血液病”）因其多具有慢性特征，长期健康管理和院外延续性护理，对于维持诊疗效果、改善生存质量显得尤为重要。居家护理作为院外管理的关键环节，其科学化和规范化的需求日益突出。

中国医学科学院血液病医院（中国医学科学院血液学研究所）作为国家血液系统疾病临床医学研究中心，始终肩负着引领行业发展、守护人民健康的崇高使命。我们不仅在血液病的诊疗技术上持续攀登高峰，更致力于构建覆盖从儿童到老人全年龄段、贯穿从院内诊疗到院外康复全周期的患者照护体系。

得益于医学科技的飞速进步，血液病的诊疗手段日益丰富，患者生存期显著延长，生活质量得到切实改善。然而，疾病的长期管理是一个系统工程，康复过程常常在医院围墙之外延续。居家环境中的科学护理、规范用药、合理膳食、心理调适及症状管理等，对于巩固治疗效果、预防并发症、促进身心康复至关重要。为此，我院组织相关领域专家，凝聚多年临床护理经验与科研成果，精心编写了《血液系统疾病患者居家护理指导》一书。

本书以患者需求为导向，注重科学性和实用性，旨在增进患者及家属对疾病的了解，掌握规范的自我护理方法，提升健康管理能力，从而更有信心面对疾病，拥抱更有质量的生活。本书的出版，是实践“以患者为中心”理念、延伸医疗服务、支持健康中国建设的一项举措。期望本书能为患者及家属在居家护理和长期疾病管理中提供实用参考。

常子奎
中国医学科学院血液病医院（中国医学科学院血液学研究所）
2025 年 6 月

序言二

解文君主编组织院内外护理专家，利用业余时间倾注大量心血精心编著本书。血液健康维系着国民生命的根基，是关乎国计民生的重大命题。血液系统疾病具有慢性迁延、管理复杂的特点，患者经医院有效治疗后，其康复很大程度上依赖于长期、精细的家庭照护。因此，将专业护理延伸至院外，提供科学、规范、个体化的居家护理指导，不仅是提升治疗效果、降低并发症风险的关键环节，更是医学人文关怀的重要体现。在我国深入推进健康中国建设、积极应对人口老龄化的时代背景下，满足广大血液疾病患者出院后的精细化、个性化居家护理需求，已成为提升全民健康福祉的迫切任务。

为此，中国医学科学院血液病医院（中国医学科学院血液学研究所）护理团队联合国内血液护理专家倾力编撰《血液病患者居家护理指导》一书。本书系统梳理了血液疾病居家护理的关键知识与规范操作，旨在为患者家庭提供科学、实用的照护指南，切实守护居家康复安全与健康。这不仅是专业服务的延伸，更是中国医学科学院血液病医院（中国医学科学院血液学研究所）积极融入国家大健康战略、践行公立医院社会责任的重要举措。

作为国家血液疾病领域的临床医学研究中心，中国医学科学院血液病医院（中国医学科学院血液学研究所）始终肩负“国家队”使命，不仅要追求卓越医术，更要让顶尖的专科护理经验惠及大众。本书的核心价值，在于将严谨的血液疾病护理规范与前沿知识，系统化、科学化地转化为适用于家庭场景的、清晰易懂的操作指南。该系统涵盖了症状识别、导管维护、科学用药、营养支持、心理调适等患者及家属最迫切需要的知识与技能。这不仅是深化“以患者为中心”服务理念的重要体现，更是探索构建“医院 - 社区 - 家庭”一体化整合型血液疾病延续护理服务模式的成果展示。本书的出版，正是中国医学科学院血液病医院（中国医学科学院血液学研究所）响应国家号召，推动优质护理资源下沉，减轻患者负担和社会疾病成本的重要实践。

我们深切期盼本书能够发挥三重价值：一是赋能患者与家庭，显著提升自我管理能力，降低居家护理风险，改善生活质量，守护生命尊严；二是引领专业发展，为血液疾病专科居家护理的标准化、规范化提供权威参考，促进护理服务链整合创新；三是服务国家战略，助力分级诊疗落地，优化医疗资源配置，为建设高效公平的卫生健康体系贡献专业力量。

谨以此书，献给每一位勇敢前行的血液疾病患者及背后默默付出的家人。愿其中的专业之光，照亮居家护理之路，守护生命之河奔涌不息。祝贺本书的出版！

程　涛

中国医学科学院血液病医院（中国医学科学院血液学研究所）所院长

中国医院协会血液学机构分会主任委员

北京协和医学院长聘教授

2025 年 6 月

前言

近年来，随着诊疗技术的进步和护理理念的更新，血液病患者的生存率和生活质量得到了显著提高。然而，血液病患者的康复之路并非平坦，出院后的居家护理尤为关键。

为了更好地服务血液病患者，帮助他们掌握科学的居家护理知识，中国医学科学院血液病医院（中国医学科学院血液学研究所）牵头组织了全国血液病护理领域的专家，结合多年临床经验和最新医疗研究成果，倾力打造了《血液系统疾病患者居家护理指导》一书。本书以《“健康中国2030”规划纲要》为指导，旨在为血液病患者提供全面、系统、规范的居家护理指导，帮助他们更好地应对疾病，提高生活质量。

本书分为四篇，内容涵盖疾病知识、居家护理、常见并发症护理和造血干细胞移植患者居家护理。疾病知识篇，深入浅出地介绍了血液系统各类疾病的知识，帮助患者和家属更好地了解疾病，消除恐惧心理。居家护理篇，详细介绍了居家日常护理的要点，包括安全防护、口腔护理、皮肤护理、饮食指导、运动指导、用药指导、血管保护、输血注意事项等，帮助患者和家属掌握科学的居家护理方法。常见并发症护理篇，针对贫血、出血、感染、疼痛、骨折、脱发、腹泻及便秘等常见并发症，提供了详细的护理指导和应对措施。造血干细胞移植患者居家护理篇，全面介绍了造血干细胞移植的流程、注意事项和居家护理要点，帮助患者和家属更好地应对移植带来的挑战。

本书语言通俗易懂，内容实用性强，是一本值得血液病患者和家属信赖的居家护理指导。尽管在编写过程中参考了国内外相关文献资料，但难免存在疏漏和不足之处，期待读者和同行提出宝贵的意见和建议，以便我们持续改进。本书的出版凝结了编者们的心血，他们付出了大量的时间和精力，反复审阅和雕琢。在此，向所有为本书出版付出努力的单位和个人致以诚挚的谢意！

解文君

2025 年 6 月

目录

第一篇　疾病知识篇

第一篇

疾病知识篇

第一章 一场与血液病的较量，让我们更加了解它

第 1 节　一个检查看懂血液——解密血常规

每个人的身体里都流淌着一种“神奇”的液体——血液。血液不仅是生命的源泉，还藏着许多关于健康的秘密，只要任何一处出现问题，就会引发血液系统疾病，即血液病。今天，我们就来聊聊一个既简单又重要的检查——血常规，它就像一把钥匙，能帮我们打开了解血液秘密的大门。

医常识

什么是血常规

血常规，顾名思义，就是对血液中的一些基本成分进行检查。这个过程其实非常简单，只需要从我们的手臂抽取一点儿血液样本，送到实验室进行检测就可以了。别看它操作简单，但血常规能够提供的信息可是非常丰富的！

医学角

血常规都查些什么

血常规主要检查三大类成分：红细胞、白细胞和血小板。

1. 红细胞　主要负责携带氧气到身体的各个角落。通过检查红细胞的数量和携带的氧气量（血红蛋白），就可以判断一个人是否贫血。贫血时，红细胞或血红蛋白的数量会减少，让人容易感到疲倦和头晕。

2. 白细胞　是我们身体中的“卫士”，负责抵抗外来细菌和病毒的入侵。血常规会检查白细胞的总数以及不同类型的占比（如中性粒细胞、淋巴细胞）。如果白细胞数量异常增多或减少，可能意味着身体正在与某种

疾病作斗争。

3. 血小板　是帮助止血的小能手。当我们受伤流血时，血小板会迅速聚集在伤口处，形成血块堵住伤口。通过检查血小板的数量，可以了解身体的凝血功能是否正常。如果血小板数量太少，就可能出现出血不止的情况。

血常规能告诉我们什么

血常规就像是我们身体的一张健康晴雨表，能够反映许多潜在的健康问题。

1. 贫血　如果红细胞或血红蛋白数量偏低，就可能是贫血了。这时需要进一步查找贫血的原因并进行治疗。

2. 感染　白细胞数量的变化往往与感染有关。比如细菌感染时中性粒细胞会增多；病毒感染时淋巴细胞可能会增多。

3. 凝血问题　血小板数量减少或功能异常都可能导致凝血障碍，表现为容易出血或出血不止。

怎么做血常规检查

血常规检查非常简单、快捷，通常只需要几分钟就可以完成。在检查前，不需要做特别的准备（除非医生有特殊要求），只需要放松心情，配合医护人员抽取一点儿血液样本就可以了。检查结果一般很快就会出来，医生会根据结果给出相应的治疗方案和建议。

医建议

血常规虽然只是一个简单的检查项目，但它却像是一个小小的窗口，让我们能够窥见身体内部的健康状况。通过定期进行血常规检查并关注结果的变化趋势，及时发现并处理许多潜在的健康问题，从而保持身体的健康与活力。所以下次当医生建议你做血常规检查时，别再犹豫了，赶快行动起来吧！

第 2 节　血液生病了——血液病知多少

在人体的各个系统中，血液如同一条奔腾不息的河流，滋养着每一个细胞，传递着生命的能量。但你是否知道，这条生命之河有时也会遭遇

“疾病”的侵袭？今天，我们就来聊聊一个既神秘又重要的话题——血液病。

医常识

什么是血液病

简单来说，血液病就是影响人体血液中各种成分（如红细胞、白细胞、血小板）的数量，以及功能或结构的疾病。这些疾病种类繁多，患者症状各异，但都会对我们的健康造成不同程度的影响。

医学角

常见的血液病有哪些

1. 贫血　提到血液病，很多人首先想到的就是贫血。贫血并不是一种独立的疾病，而是一种症状，表现为红细胞数量或功能不足，导致身体缺氧。常见的贫血类型有缺铁性贫血、巨幼红细胞贫血、再生障碍性贫血等。

2. 白血病　是一种恶性血液病。它的特点是骨髓中的白细胞异常增生，并侵犯到其他组织器官。白血病患者常常会出现发热、贫血、出血等症状，严重时甚至危及生命。

3. 血小板减少症　这种疾病会导致血液中血小板数量减少，从而影响凝血功能。患者容易出现皮肤瘀斑、牙龈出血、鼻出血等症状，严重时还会发生内脏出血。

4. 血友病　是一种遗传性凝血障碍性疾病，主要表现为出血倾向。患者体内缺乏某种凝血因子，导致血液凝固时间延长，轻微创伤后也可能发生严重出血。

血液病是怎么出现的

血液病的原因复杂多样，既有遗传因素的作用，也有环境因素的影响。比如白血病就与遗传、病毒感染、化学物质接触等多种因素有关；贫血则可能是由于营养不良、慢性疾病等多种原因导致的。

医建议

如何预防和治疗血液病

预防血液病的关键在于保持健康的生活方式和避免有害因素的暴露，

如均衡饮食、适量运动、避免接触有害物质。对于已经患上血液病的人来说，医生会根据患者的具体病情制订治疗方案。一般来说，包括药物治疗、放射治疗（简称“放疗”）、化学治疗（简称“化疗”）、骨髓移植等多种方法。

血液病虽然听起来有些可怕，但只要我们保持健康的生活方式，及时发现并治疗相关疾病，就能够有效降低患病风险。同时，随着医学技术的不断进步和人们对血液病认识的不断加深，相信未来会有更多更好的治疗方法出现，帮助患者重获健康。让我们共同关注血液健康，守护这条生命之河的清澈与活力吧！

第 3 节　走进骨穿室和腰穿室——揭开其神秘面纱

在医院里，有那么几个听起来就让人心里打鼓的地方，比如骨穿室和腰穿室。这些名字听起来既专业又带着一丝神秘感，让不少人心生畏惧。别担心，今天我们就来揭开它们的神秘面纱，用通俗易懂的语言，带你了解这两项重要的医学检查。

医常识

我们的骨髓能做什么

在每个人的整个生命过程中，都需要骨髓源源不断地生成血细胞。每一种血细胞都有一定的寿命，骨髓的重要功能就是生成各种细胞的干细胞，这些干细胞通过分化再生成各种血细胞，如红细胞、白细胞、血小板。简单地说，骨髓的作用就是造血，当身体需要更多氧时，红细胞生成量增加；出血时，血小板生成量增加；遭受感染威胁时，白细胞生成量增加。

医学角

骨穿室——小小针头，大大作用

什么是骨穿

骨穿，全称骨髓穿刺术，是一种通过抽取骨髓液来进行诊断和治疗的医疗手段。虽然听起来有点儿吓人，但其实并不可怕。想象一下，我们的身体里有一个骨髓的“宝藏库”，主要负责制造红细胞、白细胞和血小板等重要的血液成分。有时候，当身体出现一些血液相关的问题时，医生就需要从这个“宝藏库”里取点儿样本来看看，这就是骨穿的目的。

如何做骨穿，会痛吗

骨穿的过程其实并不复杂。医生会选择一个合适的部位（通常是髂后上棘或胸骨），消毒后进行局部麻醉，然后用一根细长的针头（比平时抽静脉血的针头稍微粗一些）穿透患者的皮肤、肌肉和骨头，进入骨髓腔抽取少量骨髓液。骨穿过程耗时相对较短，通常在数分钟至十几分钟内完成。大多数做过骨穿的患者称，只感受到了轻微的疼痛或不适感。

做骨穿有什么用

骨穿主要用于诊断各种血液病，也常用于评估治疗效果、监测病情变化，是许多疾病诊断和治疗中不可或缺的一环。

腰穿室——脊髓液的小秘密

什么是腰穿，做腰穿有什么用

腰穿，全称腰椎穿刺术，是一种通过穿刺腰部脊柱间隙来抽取脑脊液进行诊断和治疗的医疗手段。脑脊液是一种无色透明的液体，它包围并保护着我们的脊髓和大脑。通过抽取脑脊液进行化验，医生可以了解患者中枢神经系统的健康状况，从而诊断或排除一些疾病，如脑膜炎、蛛网膜下腔出血。

如何做腰穿，会痛吗

腰穿的过程同样需要进行局部麻醉，并且患者需要采取特定的体位（通常是侧卧位）。医生会在患者腰部脊柱间隙选择一个合适的穿刺点，消毒后使用特制的穿刺针进行穿刺。当穿刺针进入患者蛛网膜下腔时，医生会缓慢抽取少量脑脊液进行化验。整个过程同样需要几分钟到十几分钟的时间，大多数患者只会感到轻微的疼痛或不适。腰穿虽然有一定风险（如感染、出血），但只要医生操作规范、患者配合良好，这些风险都可以降到最低。而且，腰穿对于许多疾病的诊断和治疗来说是非常重要的。

医建议

骨穿和腰穿虽然听起来有些神秘和可怕，但它们都是医学检查中不可或缺的一部分。通过这两项检查，医生可以更准确地了解患者的身体状况，从而制订更加科学、合理的治疗方案。所以，当我们需要接受这些检查时，不要过分紧张和害怕，相信医生的专业能力和医疗技术，积极配合检查和治疗才能早日恢复健康。

第 4 节　血液病可以治好吗

当我们听到“血液病”这个词时，心中往往会涌起一股不安。毕竟，血液是生命的源泉，它流淌在我们的身体里，滋养着每一个细胞。那么，如果血液生病了，还能治好吗？下面我们就来聊一聊这个话题，用通俗易懂的语言，为你揭开血液病治疗的真相。

医常识

血液病能治好吗

对于这个问题，我们不能一概而论。因为血液病的治疗效果取决于很多因素，比如疾病的类型、病情的严重程度、患者的体质以及是否接受了及时规范的治疗。

医学角

部分血液病可以治愈

1. 缺铁性贫血　这是常见的贫血类型之一。由于体内铁元素不足导致红细胞生成障碍。通过补充铁剂、改善饮食习惯等方法，大多数缺铁性贫血患者可以在短时间内恢复健康，且复发率较低。

2. 巨幼红细胞贫血　这种贫血是由于缺乏叶酸或维生素 B_{12} 导致的。通过补充相应的营养素，大多数患者能在短时间内恢复健康。

3. 急性早幼粒细胞白血病　虽然“白血病”听起来很可怕，但急性早幼粒细胞白血病对化疗药物的反应较好，因此治愈率相对较高。通过及时的化疗和免疫治疗，很多患者能够获得长期生存的机会。

部分血液病可以控制

1. 慢性粒细胞白血病　得益于酪氨酸激酶抑制剂等新型药物的问世，慢性粒细胞白血病的治愈率有了大幅提升。许多患者可以在不影响正常生活的情况下长期控制病情，享受与正常人无异的寿命。

2. 过敏性紫癜　这是一种以小血管炎为主要病变的系统性血管炎。通过药物治疗和免疫调节，大多数患者的病情可以得到有效控制，且预后良好。

3. 淋巴瘤　早期发现、准确诊断，并根据淋巴瘤的类型和分期选择合适的治疗方案，包括化疗、免疫治疗、放疗等，很多患者能有效控制病情，提高生活质量，延长生存时间。

部分血液病治疗难度较大

1. 急性白血病　如果未获得及时、规范的治疗，急性白血病患者的预后较差，生存时间较短。但请注意，这并不意味着所有急性白血病患者都无法治愈。通过积极的化疗、免疫治疗甚至干细胞移植等方法，部分患者仍然有机会获得长期生存甚至治愈。

2. 骨髓增生异常综合征　这种疾病的治疗难度较大，部分患者即使接受了异体造血干细胞移植仍然会复发。但医生会根据患者的具体情况制订个性化的治疗方案，以最大程度地延长患者的生存时间、提高生活质量。

医建议

血液病的治疗效果因病种和个体差异而异。但无论面对何种血液病，我们都不应失去治疗的信心。及时就诊、明确诊断、接受规范治疗是战胜血液病的关键。同时，保持良好的心态和生活习惯也有助于提高治疗效果和预后。所以，如果你或身边的人患上了血液病，请不要害怕和绝望，相信医学的力量和医生的专业能力，积极配合治疗，相信一定能够战胜病魔，重获健康！

第二章 白细胞生病了

第 1 节　白血病的前生今世——深度揭秘白血病

身边有人得了白血病，大家会如临大敌，谈“白”变色，究竟什么是白血病？它又是如何悄然侵袭我们的身体的？今天，让我们一同走进微观世界，探寻血细胞的奥秘，深入了解白血病对我们身体的影响。

医常识

血细胞是怎么产生的——血细胞的诞生之旅

提起白血病就不得不说一下流淌在我们身体里的血液。血液里除了像血浆一样的液体外，还有三种重要的血细胞——白细胞、红细胞和血小板。

这些细胞是如何来的呢？

经典理论将造血过程比喻为金字塔模式，宛如树枝一样层层分化。造血干细胞（hematopoietic stem cell，HSC），这位金字塔的顶端力量，有着自我更新和多向分化的能力，能重建整个血细胞谱系。由它分化成的下一级，也就是造血祖细胞（hematopoietic progenitor cell，HPC），这些细胞不能自我更新，但是能继续分化，然后代代分化，最后可以分化为各类成熟血细胞，这些子代们各自分管一摊子，肩负起身体的重要使命。

血细胞是如何工作的

红细胞是数量最多的一个子代，是身体里不可或缺的快递员，主要是运送氧气的媒介，携带氧气给身体的各个细胞。白细胞是身体的战士，主要功能就是抵御感染，就像战士也分为陆军、空军、海军一样，白细胞也分为中性粒细胞、淋巴细胞、嗜酸性细胞、嗜碱性细胞等，来打跑侵入身体的各种细菌、病毒。而血小板，虽然个头小，却是极其尽责的修理工，哪里有出血，它们都会迅速前往，将伤口牢牢封住。

医学角

白血病如何影响我们的身体——白血病的侵袭

白血病是体内的白细胞出现了问题，从造血干细胞、造血祖细胞开始，分化出大量不能工作的异常白细胞，不仅不能消灭细菌、病毒，使人体的抵抗力下降，而且还会快速复制，这样身体里就堆积了大量不能工作的白细胞，逐渐侵占了“快递员”和“修理工”的家园，致使红细胞和血小板的数量下降。于是，身体就会出现贫血、出血、感染和浸润等情况，这就是白血病的真实面貌。

白细胞的分类

白细胞的分类也根据其起源的细胞和发展的速度而命名，如淋巴细胞白血病就是淋巴细胞的干细胞、祖细胞出现问题，出现过多的不工作的淋巴细胞；髓系白血病就是过多的白细胞分化成异常的髓细胞或者粒细胞。如果是急性白血病，那就意味着疾病的发展速度会很快，如果是慢性的，病程相对缓慢。

医识库

白血病（leukemia）是起源于造血干细胞、造血祖细胞的造血系统恶性肿瘤。受累细胞（白血病细胞）出现增殖失控、分化障碍、凋亡受阻，在体内失控地增生、积聚，从而抑制骨髓正常造血功能，并浸润其他器官、系统，使患者出现贫血、出血、感染和浸润征象，最终导致死亡。

第 2 节　白血病能根治吗——聊聊白血病的治疗

白血病，是一种常见的血液系统恶性疾病。若患上白血病，大家想到的第一个问题通常为：白血病能根治吗？如何治？下面让我们带着这样的疑问，来谈一谈白血病的治疗。

医常识

如何治疗白血病——抗“白”勇士的治疗手段

对于急性白血病患者，化疗是主要的治疗手段。在化疗过程中，医生会根据患者的病情选择合适的药物组合治疗，再根据患者治疗和配型结果，进行造血干细胞移植。除了化疗、移植外，近年来白血病的治疗方案还有靶向治疗和免疫治疗等新技术，联合治疗可以达到最佳效果。

1. 化疗　是最基本的治疗手段，通过药物消灭肿瘤细胞，但同时也会影响到正常细胞。

2. 放疗　主要用于特定区域性病灶的治疗，通过高能量辐射杀伤肿瘤细胞，放疗的不良反应较大，因此通常在化疗后或移植前进行。

3. 靶向治疗　通过选择性地抑制白血病细胞上的特定分子或信号通路来阻断肿瘤细胞的生长和增殖，已经成为白血病治疗的重要手段之一，相较传统化疗更为精准。

4. 免疫治疗　通过激活或增强患者自身免疫系统来攻击肿瘤细胞。

5. 造血干细胞移植　为患者重建正常造血和免疫功能，有可能实现长期无病生存。

6. 新兴治疗方法　嵌合抗原受体 T 细胞治疗（chimeric antigen receptor T cell therapy），又称“CAR-T 细胞治疗”，通过基因工程技术改造 T 细胞，使其能够识别并杀死肿瘤细胞，适用于复发或难以治愈的白血病患者。

医学角

在化疗期间应注意什么——抗“白”勇士的自我管理

1. 保持情绪稳定　以乐观、坚强的心态，正确面对化疗，取得最好的疗效。

2. 饮食合理　化疗期间的饮食应清淡、卫生、富有营养且易于消化。

3. 多饮水，多排尿　有利于减轻化疗药物的肾脏毒性。

4. 防药液渗出　不少化疗药物有较强的刺激性，若药液渗漏出血管，会刺激局部组织，引起红肿发炎，甚至溃烂。因此，要保护好注射部位，不要乱动，避免针头滑出血管。应首选深静脉置管，如经外周静脉置入中心静脉导管（peripherally inserted central catheter，PICC），输液港（植入式给药装置）(implantable venous access port，PORT）等，可有效预防外周静脉损伤。

5. 保护皮肤　多数化疗药物会出现皮肤损害和脱发，应加强皮肤、头发的清洁和保养，禁用刺激性的肥皂、洗浴液和洗头膏等物品洗澡和洗头；脱发后应注意头皮的保护，防止暴晒；化疗引起的皮肤损害及脱发是可逆的，无须太过担心。

6. 预防感染　化疗期间注意个人卫生和饮食卫生，如病情允许可适当散步、做健身操等，以增强机体的抵抗力。但不要到人群密集的公共场所和患有传染性疾病者家中串门，以免引发感染。

医识库

白血病是一种起源于骨髓的血液恶性肿瘤，影响着人体造血系统的正常功能。白血病并不是不可逾越的障碍，其疗效近年已有较大提高，在适当条件下，不少患者可以得到治愈。

白血病的治疗，特别是化疗和放疗，可能导致多种不良反应，如恶心、脱发、疲劳、感染。有效的不良反应管理和对症支持是患者治疗过程中不可或缺的一部分。化疗结束后应积极进行有效的维持治疗，定期复查，并且加强自我防护意识。

第 3 节　神奇的免疫疗法——白血病的治疗新进展

近年来，免疫疗法在白血病治疗领域展现出革命性潜力，推动该领域进入全新发展阶段。免疫疗法旨在激活或增强患者自身的免疫系统，使其能够识别并攻击肿瘤细胞，从而对抗白血病。这种治疗策略与传统的化疗和放疗相比，具有更高的特异性和较少的副作用，为患者带来了新的希望。

医常识

T 细胞是怎么产生的——T 细胞的诞生之旅

在人体的健康保卫战中，免疫系统如同精锐的作战部队，而 T 细胞则是其中至关重要的战士。它们的故事，始于骨髓的细胞工厂，经过一系列复杂而精细的发育，在胸腺中接受严格的训练，最终成熟。成熟的 T 细胞根据其表面标志物的不同，分为多种亚型，其中 $CD4^+$T 细胞和 $CD8^+$T 细胞扮演着关键角色。$CD4^+$T 细胞作为辅助者，帮助激活整个免疫系统，而 $CD8^+$T 细胞则直接担任杀伤肿瘤细胞的重任。这些战士每天在人体内巡逻，监视身体状况，一旦发现异样，如病毒入侵、细胞受损或癌变，便迅速展开斗争，清除“敌人”。

医学角

嵌合抗原受体 T 细胞治疗如何影响我们的身体——免疫疗法的奇迹

在经年累月的细胞战争中，侥幸活下来的肿瘤细胞把自己逃脱免疫监视的方法传授给了后代，于是新生的肿瘤细胞变得越来越狡猾，越来越会伪装自己，让 T 细胞难以识别。在传统治疗方法中，化疗和放疗如同无差别轰炸，虽然能杀灭肿瘤细胞，但也可能伤害无辜的健康细胞。免疫疗法如同一位身怀绝技的侠客，悄然登场。CAR-T 细胞治疗，通过基因工程技术，为 T 细胞安装了精准的导航系统——CAR，将普通战士升级为超级战士——CAR-T 细胞。这些超级战士能够快速、有效、精准地找到并杀伤肿瘤细胞，而不误伤健康细胞。

医前沿

在白血病治疗的战场上，免疫疗法出现了颠覆性的变革。中国首个针对急性淋巴细胞白血病的 CAR-T 细胞疗法上市，标志着治疗进入了一个新纪元；双特异性抗体如同桥梁，增强免疫系统识别和攻击肿瘤细胞的能力；抗体药物偶联物则像携带化疗药物的智能炸弹，精准打击肿瘤细胞；免疫检查点抑制剂揭开肿瘤细胞的隐身术，让 T 细胞重新发现并攻击肿瘤；白血病疫苗在急性髓系白血病治疗中激发免疫反应；过继免疫细胞疗法，为患者提供了更加广泛的治疗选择。

这是一场生命与疾病的较量，免疫疗法的每一次创新，都在为白血病患者带来新的希望。随着科学研究的不断深入，未来将有更多治疗方案照亮患者的康复之路。让我们共同期待生命奇迹的绽放，见证免疫疗法在白血病治疗领域创造的无限可能。

第 4 节　白血病治好了还会复发吗

随着现代医学技术的不断发展，白血病的治愈率已经取得了显著的提高。治疗缓解后大家最关心的问题是白血病还会复发吗？如何预防和早期发现复发了呢？下面让我们带着这两个问题来一同探讨。

医常识

如何预防白血病复发——化疗缓解后的生活

1. 进行积极有效的维持治疗　尽管大剂量化疗可以杀灭绝大多数白血病细胞，但难避免体内仍会残存一些，正是这些残存的白血病细胞会成为日后疾病复发的根源。巩固和维持治疗的目的就在于更进一步杀灭残存的白血病细胞，预防复发。如果在完全缓解后就自行停止治疗，则 2 ~ 3 个月后白血病复发的概率会大大增加。

2. 定期复查　按照医生的要求定期复查血常规，必要时复查骨髓象，这是所有处于完全缓解期的患者都应注意的一点。尽管复发后的白血病比初发白血病的治疗要困难，但只要做到早发现、早诊断、早治疗，还是可以缓解的。

3. 加强自我防护意识　外出避开人多混杂的场所，感冒流行季节尽量减少外出，如需外出则戴口罩。勤洗手，定时修剪指甲，养成良好的卫生习惯。合理安排生活，保证充足的睡眠和营养，以提高机体抵抗力。根据天气变化及时添减衣服。

4. 避免其他致病因素　不要接触对造血系统有损害的理化物质，如电离辐射、亚硝胺类物质、染发剂、油漆等。康复期间患者应尽量保持愉悦的心情，避免过度劳累或感染，这些都可能成为复发的诱因。

医学角

如何早期发现白血病复发

白血病患者化疗结束后需要定期复查血常规及进行骨髓检查，如发现血常规动态提示白细胞明显增高，伴有或不伴有血小板、血红蛋白持续下降，排除感染或等继发因素后，需要警惕是否出现白血病复发。患者需要做骨髓穿刺，根据骨髓形态学及微小残留病灶监测评价病情变化。

简易判断白血病形态学复发指标

外周血涂片发现幼稚细胞　骨髓穿刺形态学检查结果显示，原始幼稚细胞大于 5%，提示疾病复发。骨髓白血病微小残留检测能够帮助早期发现遗传学 / 分子学复发。复发后临床直观表现为血常规检查异常以及出现贫血、出血、发热等症状。对于不具有标志染色体或基因突变的患者，采用流式细胞术进行微量残留白血病细胞检查，发现白血病细胞比例的升高亦提示白血病的早期复发，应当及时进行干预。

医识库

白血病患者经诱导化疗骨髓达完全缓解后，需要给予 5 次或 6 次巩固化疗，再继续维持治疗，其间复查骨髓均提示完全缓解达 5 年的患者，再次出现复发的可能性极低，可视为白血病临床治愈，此类患者占白血病患者总数的 30% ~ 40%。白血病患者治疗结束后大约半年就可进行正常的工作、生活，但应避免劳累、熬夜，饮食、作息应规律，少去人员密集和疾病流行地区，保持心情乐观、舒畅等。

第三章 红细胞生病了

第1节 贫血是血少了吗

当我们深入探讨贫血这一话题时，许多人的脑海中会自然而然地浮现出“血液总量减少”。然而，这是否就是贫血的全部真相呢？贫血，是否仅仅是血量不足？若非如此，那么贫血究竟意味着什么？下面我们一同踏入红细胞的微观世界，探寻这一健康隐患背后的奥秘，揭开贫血的神秘面纱。

医常识

什么是贫血

贫血，这一常见的血液病症，实际上并非意味着血液总量的减少，而是专门指红细胞这一关键细胞群体的健康状况出现了异常。红细胞，作为体内不可或缺的细胞成员，肩负着将氧气从肺部源源不断地输送至全身各个角落的神圣使命，以确保身体的每一处都得到充足的氧气滋养。同时，它们如同勤劳的搬运工，将体内产生的二氧化碳运送回肺部，协助人体完成呼吸循环。当红细胞的数量不足以支撑这一繁重的任务，或者其本身的运输功能受到损害时，氧气的输送效率便会大打折扣，导致身体的各个组织器官无法得到应有的氧气供应。此时，我们便会面临贫血的困扰。因此，贫血的本质并非血液总量的减少，而是由于红细胞的数量或功能出现缺陷，使身体内部的氧气供应无法得到满足的一种病理状态。

医学角

如何诊断贫血

鉴于当前直接测定红细胞总量的方法尚未达到临床检验标准，因此，在贫血诊断过程中，一直采用的是能够反映外周血红细胞浓度的指标，主要包括血红蛋白定量、红细胞计数以及血细胞比容。

当单位体积血液中的血红蛋白水平、红细胞计数及血细胞比容低于同人群正常值的下限，即可判定为贫血。在评估贫血的实验室指标中，血红蛋白（Hb）作为最为常用且可靠的指标，已被广泛应用。在我国，海平面地区成年男性血红蛋白 <120 克 / 升，女性（非妊娠）血红蛋白 <110 克 / 升，孕妇血红蛋白 <100 克 / 升即为贫血。

贫血是如何分类的

按贫血的程度可将贫血分为轻度（Hb>90 克 / 升），中度（Hb 60 ~ 90 克 / 升），重度（Hb 30 ~ 59 克 / 升），极重度（Hb<30 克 / 升）。值得注意的是，新生儿血红蛋白水平普遍高于成人水平，并随后呈现逐渐下降的趋势。此外，婴幼儿及儿童的血红蛋白正常范围会因年龄差异而有所不同。高原地区居民的血红蛋白水平相较于海平面居民呈现出较高的状态。这些情况均属于正常的生理性差异范畴。

医识库

贫血的临床表现是机体对贫血失代偿的结果。活动耐力下降和心慌、气短是贫血患者就医的常见原因。值得注意的是，临床症状不仅与贫血的严重程度紧密相关，而且受到贫血发展速度的显著影响，其中后者的影响尤为突出。

贫血常见的表现有：①皮肤黏膜供血减少，皮肤、睑结膜、口唇、甲床苍白；②心肌缺氧，心率和呼吸加快，体力活动时尤为明显；③消化系统缺氧，食欲减退、恶心、腹胀、腹部不适、便秘或腹泻；④泌尿系统缺氧，多尿、性欲减退、蛋白尿，女性患者可出现月经周期紊乱、月经量增多、减少或闭经；⑤脑细胞缺氧，头痛、头晕、耳鸣、晕厥注意力不集中和记忆力减退；⑥其他，基础代谢增高（低热）、腰痛。

第 2 节　贫血需要治疗吗

许多人时常抱有如此看法：不就是贫血嘛，没事儿，多吃点儿补品就行了。然而，这种看法未免过于简单和片面。虽然，在日常生活中很多人因为营养摄入不足或其他原因而出现贫血症状，但这并不意味着它只是一个可以忽视的小问题。

医常识

发生贫血的原因

贫血，作为众多疾病所共有的一种临床表现，其背后的发病机制可谓错综复杂，主要涵盖了以下几个方面。

1. 红细胞生成不足或减少是导致贫血的重要原因　可能由以下几种情况引起：①骨髓衰竭，如再生障碍性贫血和范科尼贫血，使骨髓无法正常生产红细胞；②无效造血，即骨髓虽然活跃，但产生的红细胞功能异常，如骨髓增生异常综合征和先天性红细胞生成异常性贫血；③骨髓抑制，多为恶性肿瘤化疗或放疗后的副作用；④骨髓浸润，如白血病、淋巴瘤和骨髓纤维化等疾病侵占了骨髓空间，导致红细胞生成受阻；⑤造血刺激因子减少，如慢性肾功能衰竭导致的贫血，使红细胞生成缺乏必要的刺激；⑥造血物质缺乏，如叶酸、维生素 B_{12} 和铁等关键营养素的不足，也严重影响了红细胞的生成。

2. 红细胞遭到过多破坏也是贫血的另一重要诱因　例如，溶血性贫血和脾功能亢进等疾病，都会导致红细胞在体内被过早地破坏。

3. 失血也是导致贫血的不可忽视的因素　包括但不限于痔疮出血、月经量过大、创伤性大出血以及消化道大出血等情况，都会使体内的红细胞数量迅速减少，进而引发贫血。

医学角

如何治疗贫血

贫血病因不同，治疗也应根据病因不同而异。①病因治疗是贫血治疗的关键所在；②所有贫血都应该在查明病因的基础上进行治疗，才能达到治愈的目的；③输血是贫血的对症治疗措施，但应严格掌握适应证；④因缺乏造血元素或因子所致的贫血，在合理补充后可取得良好的疗效；⑤造血生长因子或造血刺激药物；⑥对于发病机制与免疫有关的贫血可选择免疫抑制治疗；⑦骨髓造血功能衰竭或某些严重的遗传性贫血，如重型再生障碍性贫血等可进行异基因造血干细胞移植；⑧脾脏是红细胞破坏的主要场所，遗传性球形红细胞增多症等多为脾切除的适应证。

医解答

贫血通过食疗可以痊愈吗

针对部分由不合理饮食结构，如素食主义、节食减肥等导致的轻度缺铁性贫血患者，是有机会通过精心调配饮食来逐步改善贫血状况的。但在当前物质极为丰富的时代，即便是营养性贫血，也并非仅因为食物摄入不足或质量不佳所致。更多患者的贫血，需要由专业的医疗团队进行诊疗，深入探索造血原料缺乏的根本原因，从而精准地纠正贫血状态，并防止其再次发生。而对于那些因骨髓造血异常、红细胞过度破坏或其他复杂原因导致的贫血，仅仅依赖食疗是远远不够的，这类贫血往往需要更为专业、深入的治疗手段来应对。

第 3 节　神奇的基因疗法——红细胞疾病治疗的新进展

上文讲到贫血绝不是多吃点儿补品就可以解决的，病因不同，治疗方法也不同。那么，除了缺什么补什么、终身输血治疗之外，是否有望实现一次治疗永久治愈呢？答案当然是肯定的。随着基因治疗领域自体造血干细胞移植的诞生，患者有望通过单次治疗达到治愈，这种治疗方式正在成为地中海贫血患者的新生希望。

医常识

什么是基因治疗

基因治疗是通过改变个体基因表达或纠正异常基因以治疗疾病的新

方法，目前正处于快速发展阶段，有望成为恶性肿瘤、罕见病及某些难治病的治愈新手段。通俗来讲就是采用“好的”DNA 替代缺陷的 DNA 来治疗遗传性疾病。其通常分为体外和体内基因治疗。体外基因治疗是把细胞从患者体内取出，通过培养和体外转导使其与治疗基因结合后再回输入患者体内。造血干细胞和 T 淋巴细胞常被用于体外基因治疗的靶细胞。体内基因治疗是通过载体将遗传物质递送至患者体内的靶细胞或组织。目前，常用的递送载体有病毒和非病毒载体，两者各有利弊。

医学角

基因治疗能治疗所有引起贫血的疾病吗

地中海贫血是 α 珠蛋白或 β 珠蛋白基因发生突变或者缺失，导致 α 珠蛋白或 β 珠蛋白链合成减少或完全不能合成而引起的单基因遗传性溶血性疾病，是基因治疗的理想对象。目前，基因治疗主要聚焦在 β- 地中海贫血上，有关 α- 地中海贫血的基因治疗研究鲜有报道。

目前，β- 地中海贫血的基因治疗主要有两类：基因替代疗法和基因编辑，主要是对缺陷基因进行增补、修复的一种新型治疗方法，两者均属于体外基因治疗。基因替代疗法是将携带正确 β 珠蛋白基因的慢病毒载体导入患者造血干细胞，再回输给患者，从而提高 β 珠蛋白表达，促使血红蛋白 A 生成。

基因编辑技术是通过基因编辑工具对目标生物体基因序列进行定位修饰，以获得期待生物性状的基因工程技术。在这个过程中，通过对目标基因进行定向编辑，修改生物体的原始基因组，从而导致基因组的定向突变。β- 地中海贫血基因编辑疗法是基于基因编辑技术，直接靶向 γ 珠蛋白编辑靶点进行基因编辑，以提升 γ 珠蛋白表达，改善患者贫血症状。

虽然目前地中海贫血基因治疗前景可期，但缺乏大量的临床数据和大规模临床试验，对其安全性和治愈性仍在探索阶段。

医解答

地中海贫血基因携带者需要接受治疗吗

地中海贫血基因携带者为非患病个体，无临床症状且终身稳定，对个体发育无影响，因此无须任何针对性治疗。地中海贫血基因携带者在妊娠期发生与疾病相关的产科合并症与并发症的风险会增加，应加强孕期管理。

第四章 淋巴细胞生病了

第 1 节　认识淋巴瘤，“淋”危不惧

淋巴瘤是源自淋巴细胞异常增殖的一类恶性肿瘤，虽不常见，但近年来发病率逐年上升，已成为全球增长较快的恶性肿瘤之一。下面就让我们一起探索淋巴瘤的奥秘，了解它是如何产生的，又是如何影响我们的健康。

医常识

淋巴瘤细胞是怎么产生的——淋巴细胞的诞生之旅

人体是一个由数以万亿计细胞组成的复杂系统，其中淋巴细胞作为免疫系统的重要成员，扮演着不可或缺的角色。淋巴细胞的诞生始于造血干细胞，这些干细胞在骨髓或胸腺中经过一系列精细的分化过程，最终成为成熟的 T 淋巴细胞（简称“T 细胞”）和 B 淋巴细胞（简称“B 细胞”）。T 细胞主要负责细胞免疫，能够直接攻击被感染的细胞或肿瘤细胞；而 B 细胞则负责体液免疫，通过产生抗体来中和外来病原体。此外，还有一种称为自然杀伤细胞（又称“NK 细胞”）的淋巴细胞，它们能够自然杀伤靶细胞，无须抗原刺激。

淋巴瘤细胞是如何工作的

在正常情况下，淋巴细胞像忠诚的卫士，在全身巡逻，一旦发现病毒、细菌或其他外来入侵者，便迅速启动免疫反应，清除威胁，维护机体的平衡。然而，当某些淋巴细胞发生基因突变或受到外界不良因素的刺激时，可能会失去控制，开始无限制地增殖，形成淋巴瘤细胞，不仅失去了正常的免疫功能，还会破坏周围组织，影响器官功能。

医学角

淋巴瘤如何影响我们的身体——淋巴瘤的侵袭

淋巴瘤的侵袭是全方位的，可以发生在身体的任何部位，但最常见的是淋巴结、扁桃体、脾及骨髓。淋巴瘤细胞的无限制增殖会导致淋巴结肿大、局部肿块，并可能伴随发热、盗汗、消瘦等全身症状。当淋巴瘤侵犯到重要器官时，其危害更为严重。例如，侵犯中枢神经系统可能引起精神异常、癫痫甚至脑疝；侵犯口咽部、鼻部则可能导致吞咽困难、鼻塞等症状；侵犯骨髓则会引起贫血、血小板减少等血液病。

淋巴细胞有哪些分类

淋巴细胞主要分为三大类：T淋巴细胞、B淋巴细胞和自然杀伤细胞。T细胞和B细胞在免疫应答中各司其职，前者主要负责细胞免疫，后者则主导体液免疫。NK细胞则以其独特的杀伤机制，在抗肿瘤和抗病毒感染中发挥着重要作用。这些细胞共同构成了人体强大的免疫防线，保护我们免受疾病的侵袭。

医识库

淋巴瘤（lymphoma）是一种起源于淋巴细胞的恶性肿瘤，主要分为霍奇金淋巴瘤（Hodgkin lymphoma，HL）和非霍奇金淋巴瘤（non-Hodgkin lymphoma，NHL）。霍奇金淋巴瘤约占淋巴瘤的10%，疗效相对较好；而非霍奇金淋巴瘤则更为常见，占全部淋巴瘤病例的90%左右，具有高度异质性。

淋巴瘤的临床表现多种多样，最典型的特征是无痛性、进行性淋巴结肿大和局部肿块。此外，随着病情的进展，患者还可能出现发热、盗汗、消瘦等全身症状。

第2节　淋巴结肿了会得淋巴瘤吗

很多人在无意间摸到自己脖子上肿大的淋巴结时，隐隐担心会不会是淋巴瘤。那么，淋巴结肿了会得淋巴瘤吗？淋巴瘤到底是什么，它真的可怕吗？

医常识

淋巴结是什么，淋巴结是如何工作的

淋巴是人和动物体内的无色透明液体，内含淋巴细胞，对人体的免疫系统起着至关重要的作用。整个淋巴系统由淋巴管、淋巴组织和淋巴器官组成，就像血液循环系统一样，遍布全身。

每个淋巴结里有一连串纤维质的瓣膜，淋巴液就从此流过，滤出微生物和毒素，并加以消灭，以阻止感染蔓延。当病毒侵入人体发生感染时，淋巴结会肿大疼痛。像喉咙发炎时，会在颏下摸到两个肿块，那就是淋巴结，炎症消失后淋巴肿块也会自然缩小。

医识库

淋巴结肿大是最常见的淋巴瘤症状，而且不痛不痒。发生淋巴瘤的组织器官不同，受到肿大的淋巴结压迫或者侵犯的范围和程度不同，引起的症状也不同。常见的全身性的症状表现为不明原因的发热、盗汗、消瘦、瘙痒等。当身体出现以上症状时，应及时就医，如果怀疑是淋巴瘤，医生通常会建议进行血液检查和骨髓检查，以及影像学检查。为了进一步确诊，医生还会选取较大的淋巴结，完整地从体内取出来，做成切片，经过染色后进行组织病理学检查。**病理学检查是诊断淋巴瘤的金标准。**

需要明确的是，淋巴结肿大不一定就是淋巴瘤，可以从以下四个方面进行初步判断。

1. 有无疼痛感　如果按下去有痛感，那就说明是炎症；如果没有痛感那就要小心了，因为肿瘤常常是无痛性的。

2. 软硬度　触感偏软的以炎症为主，触感偏硬的需要及时就医辨别。

3. 是否活动　一般炎症产生的淋巴结摸上去会前后左右移动，而肿瘤往往不会移动。

4. 增长速度　由炎症引起的淋巴结肿大，经过一段时间就会自行消退。而恶性的则会不停增长，越来越大。

医前沿

如果出现淋巴结肿大，先不要自己吓自己，要尽快明确诊断并进行

治疗。目前，针对淋巴瘤的化疗、放疗、手术治疗、造血干细胞移植等多种治疗方式已经在临床中广泛应用。近年来，CAR-T 细胞治疗备受瞩目，随着医疗技术的发展，淋巴瘤也成为可以治愈的疾病。

第 3 节　神奇的免疫疗法——淋巴瘤的治疗新进展

淋巴瘤是常见的血液系统恶性肿瘤之一，其亚型众多，具有高度异质性。既往淋巴瘤的治疗多采取化疗、放疗及造血干细胞移植等方法，但难治、复发一直是临床面临的棘手问题。近年来，随着免疫治疗技术的不断发展，淋巴瘤的治疗迎来了新的曙光。

医常识

什么是免疫疗法——免疫疗法的初相识

免疫疗法，顾名思义，就是利用人体自身的免疫系统来攻击和消灭肿瘤细胞。与传统的化疗和放疗不同，免疫疗法是针对机体的免疫功能，而非直接针对肿瘤细胞。它通过激活或增强患者自身的免疫系统，使其能够更好地识别和消灭肿瘤细胞，从而达到治疗的目的。同时，需要了解的是，人体的免疫系统可分为体液免疫和细胞免疫，体液免疫是帮助我们抵抗外来病原体的入侵，而细胞免疫则是帮助我们消灭体内产生的异常细胞。因此，细胞免疫也被广泛地应用在癌症的免疫治疗中。

医学角

免疫疗法作为“征服”淋巴瘤的主要手段，目前常见的方法包括以下几种。

抗肿瘤药物

近年来，抗肿瘤药在淋巴瘤治疗中取得了显著的进展。其中，利妥昔单抗是最早用于淋巴瘤治疗的靶向免疫治疗药物，针对的是淋巴瘤细胞表面的 CD20 抗原。随后，人源化的 CD20 单抗也成功上市，其效果更佳，免疫原性更低。此外，双抗类药物，如 CD3、CD20 双抗，以及 ADC 药物（维布妥昔单抗等）相继问世，为淋巴瘤的治疗提供了新的选择。

免疫细胞治疗

免疫细胞治疗是一种通过培养和扩增人体自身的免疫细胞来攻击肿瘤细胞的治疗方式。在淋巴瘤的治疗中，常用的免疫细胞包括自然杀伤细胞、细胞毒性 T 淋巴细胞和树突状细胞等。通过体外培养免疫细胞，可以增强其抗肿瘤能力，再回输到患者体内，从而达到治疗肿瘤的目的。

免疫检查点抑制剂

免疫检查点抑制剂是一种通过抑制人体免疫系统的负反馈机制来增强免疫细胞攻击肿瘤细胞的治疗方式。在淋巴瘤治疗中，常用的免疫检查点抑制剂包括程序性死亡受体 1（PD-1）抑制剂和细胞毒性 T 淋巴细胞相关蛋白 4（CTLA-4）抑制剂等。这些药物可以激活免疫细胞的杀伤活性，增强其对肿瘤细胞的攻击能力。

免疫疗法的联合应用

在淋巴瘤的治疗中，单一疗法的效果往往有限。因此，免疫疗法的联合应用成为目前一个重要的研究方向。通过将不同的免疫疗法进行组合，发挥其协同作用，提高治疗效果。例如，抗肿瘤药物与 CAR-T 细胞治疗或免疫检查点抑制剂的联合应用已经在临床试验中取得了显著的疗效。这种联合疗法不仅可以更有效地杀灭肿瘤细胞，还可以降低耐药性，提高患者的生存率和生活质量。

医前言

免疫疗法的研究仍在不断发展，新的免疫目标和治疗手段不断涌现。联合使用不同类型的免疫疗法或与传统治疗相结合的策略，正在成为改善患者预后的新途径。此外，随着基因测序技术的不断进步，我们可以更准确地了解患者的基因变异和表达情况，从而预测其对免疫治疗的反应。这将有助于筛选出最适合免疫治疗的患者，并为其定制个性化的治疗策略，进一步提高治疗效果和降低副作用。除了已经应用于临床的靶点外，免疫治疗的靶点将不断扩大，科学家们正在探索更多的肿瘤相关抗原和免疫信号通路，以期发现新的治疗靶点。这也将为开发更高效、更安全的免疫治疗药物奠定基础，并为更多类型的肿瘤治疗带来新的希望。

第 4 节 滚蛋吧，肿瘤君——淋巴瘤的预防

医学角

淋巴瘤病因的秘密

尽管目前对淋巴瘤确切病因尚不完全清楚，但许多研究指出其与感染、免疫功能失调、环境因素及遗传等密切相关。你是否曾想过，为什么有些人会患上淋巴瘤，而有些人却不会，可能存在以下几个原因。

1. 遗传因素 遗传因素在淋巴瘤的风险中扮演着重要角色。人类的基因组包含着决定身体特征和功能的遗传信息。在某些情况下，基因突变或变异可能导致细胞生长失控，从而增加了淋巴瘤的发病风险。这些基因突变可能遗传自父母，也可能由于环境因素导致的。

2. 免疫系统功能低下或某些免疫疾病 如类风湿性关节炎等可能导致患淋巴瘤的风险增加。

3. 病毒感染 某些病毒，如 EB 病毒、人类免疫缺陷病毒、人 T 细胞白血病病毒等，与特定类型的淋巴瘤有关。

4. 环境因素 如长期接触某些化学物质，如苯、农药、石油产品等，以及暴露于高剂量辐射中（如核辐射），都可能增加患淋巴瘤的风险。

5. 不良生活方式 虽然当前证据不一，但一些研究表明，肥胖、吸烟和不良的饮食习惯可能与淋巴瘤的发病风险增加有关。

医常识

如何通过改变不良习惯降低患淋巴瘤的发病风险

1. 均衡饮食 研究表明，富含蔬菜、水果和全谷物的饮食习惯有助于降低患淋巴瘤的发病风险。这些食物中的抗氧化剂和膳食纤维可以保护身体免受有害物质的影响。

2. 减少摄入加工食品 加工肉类和含有大量添加剂的食品可能增加

患淋巴瘤的风险。减少这些食品的摄入，选择更健康的烹饪方式，如蒸、煮，而不是油炸。

3. 戒烟限酒　吸烟和过量饮酒都被认为是患淋巴瘤的风险因素。戒烟和适量饮酒，甚至完全戒酒，可以显著降低患病风险。

4. 适量运动　定期的体育锻炼不仅有助于保持健康体重，还能增强免疫系统功能。建议每周至少进行 150 分钟的中等强度运动。

5. 减少化学物质接触　长期接触某些化学物质，如农药、苯和重金属，可能会增加患淋巴瘤的风险。在日常生活中，尽量使用天然或无害的清洁产品和化妆品。

6. 避免辐射暴露　减少不必要的 X 射线检查和辐射暴露，对于从事放射性工作的人员，应采取严格的防护措施。

健康饮食小贴士：确保每餐都有均衡的营养。购买食品时，仔细阅读标签，避免摄入过多的脂肪和糖分。

第五章 血小板生病了

第1节 伤不起的“玻璃娃娃”——认识血友病

在日常生活中，有的人在不经意碰撞时会出现关节腔或深部肌肉的肿胀出血，有的人会出现牙龈或鼻腔出血不止，还有部分小儿自幼就有出血表现，不能参加各种冲撞性运动，去医院检查，被诊断为血友病。那么，血友病究竟是什么病?

医常识

血小板从何处而来

想象一下，人体就像一座坚固的城堡，而血液则是城堡中的河流，这是一个神秘而充满生机的地方。骨髓造血宛如一座繁忙的工厂，不断生产出各种血细胞，其中就包括血小板。血小板从骨髓中的巨核细胞发展而来，经历了一系列复杂的过程，逐渐从稚嫩的“新生儿”成长为具备强大功能的成熟血小板，等待着踏上守护生命的征程。

人体止血过程是如何进行的

人体有两种止血物质，血小板和凝血因子。血小板作为人体的修补工，像勇敢的战士一样，在血管中巡逻，一旦发现血管受损，就会迅速聚集在伤口处，用自己的身体填补伤口，形成血栓，防止血液流失，为血管的修复争取时间。如果血小板是修补工，那么凝血因子就是血液的守护者，当我们的血管受到损伤，凝血因子会被激活，通过一系列复杂的化学反应，最终使血液由流动的液体状态转变为不可流动的凝胶状态，实现止血功能。血小板通过物理方式迅速形成血栓，而凝血因子则通过生物化学反应巩固和加强这一过程，形成坚固的凝血块以有效止血。两者的紧密协作是确保体内血液循环系统健康运行的关键。

医学角

什么是“玻璃人”

“玻璃人”一词在医学和日常生活中有着不同的含义，但通常都与脆弱、易受伤的特性相关联。医学上，“玻璃人”通常指的是血友病患者。生活中不小心的磕碰，就可能造成流血不止的严重后果。血友病患者往往在儿童时期就要压抑活泼的天性，不能进行跑跳等活动，更严重的只能终日躺在床上或坐在轮椅上，生活质量受到极大的影响。所以血友病患者被称为“玻璃人”，因为他们就像玻璃一样脆弱。

血友病患者为什么会出血

血液中有许多凝血因子，血友病患者缺乏凝血因子Ⅷ和凝血因子Ⅸ，导致凝血活酶形成发生障碍，凝血酶原不能转变为凝血酶，纤维蛋白原也不能转变为纤维蛋白，从而使血液无法正常凝固，容易发生出血，甚至轻微外伤就会出现血流不止的现象。

医识库

血友病（hemophilia）是希腊语中“血”和“爱”的组合，hemo 是血液的意思，philia 是喜爱的意思。因此 hemophilia 就是“喜欢血液”的意思。

它是一种罕见病，是由于缺乏凝血因子所引起的 X 染色体连锁的隐性遗传性出血性疾病，由于其缺乏凝血因子的种类不同，血友病包括血友病 A、血友病 B 两种类型。其中血友病 A 是由于缺乏凝血因子Ⅷ引起；血友病 B 是由于缺乏凝血因子Ⅸ引起。

血友病患者因凝血时间延长和凝血活酶生成障碍而表现出轻微创伤后的出血倾向，甚至可能在无明显外伤的情况下出现自发性出血，即没有任何可引起出血的原因，尤其常见于口腔、鼻腔和舌出血。这些症状使血友病患者被称为“玻璃人”。

第 2 节 血友病是否传男不传女——了解血友病的遗传密码

想象一下，人体的遗传密码就像是一本厚重且精密的家族图谱，而血友病就是这本图谱上的一段特殊标记。但只要掌握了其中的规律，就能通过科学的方法预知和干预未来，让更多的人摆脱血友病的困扰。

医常识

人类的遗传奥秘

人类的遗传奥秘是一个极其复杂的问题，涉及基因、染色体、遗传规律等多个方面。人类的基因信息储存在脱氧核糖核酸（DNA）分子中。DNA 通过复制，将遗传信息从一代传递到下一代，确保生物体的遗传稳定性。基因是 DNA 上的一个小片段，以一定的顺序排列在染色体上，它携带着生物体某种特定的遗传信息，决定了生物体的特征和功能。染色体在细胞分裂过程中起着关键作用，确保遗传信息的准确传递。人类体细胞具有 46 条染色体，其中 44 条（22 对）为常染色体，另两条在性发育中起决定性作用，称为性染色体（sex chromosome）。已知人类有 X 和 Y 两种性染色体。女性的染色体为 XX，男性的染色体为 XY，X 染色体上有许多重要的基因，女性有两条 X 染色体，而男性只有一条。人类的遗传奥秘深藏于精密调控的分子系统中，如何实现细胞命运决定或许才是生命最本质的奥秘所在。

医学角

血友病的遗传机制

血友病的遗传方式是一个复杂但又有趣的话题。血友病基因隐藏在 X 染色体上，所以血友病是一种“X 连锁隐性遗传病”，血友病 A 和血友病 B 的遗传方式一样。当男性的那条 X 染色体上带有血友病的“隐形标记”时，就会被这种疾病击中。而女性呢，除非两条 X 染色体都带有这个标记，否则她们只是携带者，不会表现出疾病的症状。也就是说，血友病并非仅限于男性患者，女性也有可能患病，尽管概率较低。总之，无论是男孩还是女孩，都有可能遗传到这种疾病。

医识库

血友病患者的遗传规律——家族中的概率游戏

1. 男性血友病患者与正常女性结婚 就像抛硬币，他们所生的孩子如果是男孩 100% 是正常人，如果是女孩 100% 是致病基因携带者。

2. 正常男性与女性致病基因携带者结婚 他们所生的孩子如果是男孩有 50% 的概率患病，如果是女孩有 50% 的概率成为致病基因携带者。

3. 男性血友病患者与女性致病基因携带者结婚 这就像一场更复杂的游戏，他们所生的孩子不论男女均有 50% 的概率患病，同时女孩有 50% 的概率成为致病基因携带者。

4. 男女都是血友病患者 他们的孩子，无论男女，都会 100% 继承这个“隐形标记”。

总的来说，血友病的遗传密码涉及 X 染色体的遗传规律和隐性遗传的特点。虽然“传男不传女”的说法在一定程度上反映了血友病在男性中的高发性，但它并不能全面解释血友病的遗传机制。

血友病的遗传咨询与预防——预知未来，掌握命运

虽然血友病在遗传上遵循着严格的规律，但现代医学已经提供了多种手段来预测和干预，让我们能够提前知道自己和孩子的患病风险。婚前检查是预防血友病的重要手段之一。对于计划结婚的男女双方，尤其是有血友病病史的家庭，建议进行婚前检查。

通过检查可以了解双方是否携带血友病基因，从而评估后代的患病风险。对于已经确诊的血友病患者，应在婚前咨询时充分了解自身病情和遗传风险，以便作出合理的生育决策。遗传咨询帮助我们根据这些信息制订个性化的预防策略，让血友病不再成为家族的宿命。

第 3 节 神奇的基因疗法——血友病的治疗新进展

在医学的海洋中，血友病就像是一条迷失在风暴中的小船，被遗传

的暗流所困扰，无法找到回归健康的港湾。然而，随着基因治疗技术的出现，这条小船仿佛看到了一束希望的曙光。那么，就让我们一起来了解一下血友病治疗的新进展吧。

医学角

血友病是如何诊断的——复杂的基因诊断

血友病的基因诊断方法主要通过检测与疾病相关的基因突变来确诊，并为携带者筛查及产前诊断提供依据。目前，常用的方法有 DNA 印迹法、限制性内切酶片段长度多态等。产前诊断的时间是妊娠第 10 周左右进行绒毛活检术，妊娠第 16 周左右进行羊水穿刺。根据患者起病年龄为幼年、性别为男性、符合 X 染色体隐性遗传家族史及出血的特点，结合相关实验室检查，如出血时间、凝血时间、血小板计数正常、活化部分凝血活酶时间延长、凝血因子Ⅷ或凝血因子Ⅸ活性降低或缺乏，可明确诊断为血友病 A 或血友病 B。

医识库

不那么完美的治疗——凝血因子替代疗法

血友病目前主要的治疗方法是定期输注缺失的凝血因子的替代疗法，通过静脉输注。由于长期频繁用药、终身治疗，使患者面临沉重的经济负担，也给他们带来了很大的痛苦，从而导致依从性差，影响治疗效果。长期输注凝血因子，还会导致部分患者产生抗体，使治疗失效。虽然现在延长半衰期的新型凝血因子药物、人源化双特异性抗体以及抗组织因子途径抑制剂单克隆抗体等用于疾病治疗，在给药方式和作用持续时间上已有很大进步，但它们仍无法治愈血友病。

医研汇

基因治疗的现状

近些年，随着基因治疗和蛋白工程的发展，基因治疗在血友病的临床应用上获得了明显突破。通过基因治疗载体将外源正常基因替代体内突变基因，或采用基因编辑手段将受损或突变的基因修饰成正确的基因，使患者体内长期稳定地产生凝血因子Ⅷ和凝血因子Ⅸ，达到治愈疾病的目的。对于血友病患者来说，基因治疗几乎是唯一治愈的方法。

血友病的基因治疗原理

基因治疗为血友病患者带来了重获“凝血超能力”的希望，像为故障机器修复核心代码一般，将健康的凝血因子基因精准送达人体。针对基因缺陷的不同类型，目前主要有两种策略：一是通过静脉或介入注射的方式将携带正常基因的载体运送到合适的靶组织和细胞中，用外源正常基因替代体内突变基因，让身体产生内源性凝血因子。二是用“分子剪刀”CRISPR 技术直接剪除突变基因片段并替换正确基因序列，如同修改错乱的程序代码，让原本失去功能的凝血因子重新焕发生机。

随着基因编辑技术的发展，尤其是 CRISPR-Cas9 系统和基因治疗技术的进步，通过纠正患者的基因缺陷，实现内源性凝血因子的表达，已成为血友病治疗的研究热点。国际上已有针对血友病 A 和血友病 B 的基因治疗药物上市，但高昂的治疗费用限制了其广泛使用。近年来，作为罕见病的代表疾病之一，我国的血友病防治取得了较大进步。截至 2023 年 6 月，我国共有 261 家中心通过全国血友病登记系统，登记包括血友病在内的遗传性出血性疾病共计 4 万余例。依托血友病中心的患者全流程管理，神奇的基因疗法新进展为患者带来了新的治疗选择和希望，有望在未来实现血友病的治愈。同时，我们也需要认识到基因疗法仍然存在一定的挑战和风险，需要继续加强研究和监管，确保治疗的安全和有效性。

第 4 节　身上出现小紫癜是得病了吗

生活中经常会有人发现身上出现红色、深红色或紫色的小瘀点，且按压后不褪色，这种情况如果不及时治疗，可能会导致病情加重，甚至威胁生命。那么，它是一种什么疾病呢？让我们一起来了解一下。

医学角

紫癜的定义

紫癜（purpura）是皮肤或黏膜下出血后颜色改变的总称。通常分为过敏性紫癜和血小板减少性紫癜两大类。它不是一种单一的疾病，而是一种或多种疾病造成的皮肤或黏膜下出血的状态。过敏性紫癜初期可以是斑丘疹，慢慢变成紫红色的瘀斑，略高于皮肤表面，按压不变色，可以单独存在，也有融合的情况，对称分布，消退后可能有色素沉着。而血小板减少性紫癜会有大小不一、散在的片状或点状瘀点，分布不对称，不会出现融合，后期可能会有血肿。

医识库

血小板减少性紫癜

血小板减少性紫癜（thrombocytopenic purpura），顾名思义就是由于血小板数量减少或功能异常导致的紫癜。当血小板计数比较低时，患者会有出血点，甚至有自发出血的情况。正常人群血小板计数范围因年龄、性别和种族而异。目前，国内广泛认可和应用的血小板计数正常范围是（100 ~ 300）$\times 10^9$/升，正常的血小板在体内存活时间是 8 ~ 10 天，而血小板减少性紫癜患者的血小板在体内只能存活 1 ~ 3 天，甚至更短。血小板减少性紫癜可能与遗传、免疫、原发疾病等多种因素有关，也可能是一些血液疾病如再生障碍性贫血、白血病、脾功能亢进等的表现。

过敏性紫癜

人们平时所说的过敏指的是Ⅰ型变态反应，如过敏性鼻炎、哮喘、急性荨麻疹等，以及Ⅳ型变态反应，如接触性皮炎等。而过敏性紫癜（hypersensitive purpura，HSP）本质上是由Ⅲ型变态反应所致的系统性血管炎，是由某些特殊诱因引起的免疫功能异常。过敏原会激活身体里的免疫细胞，免疫细胞功能紊乱后会进一步刺激免疫细胞大量增殖分化，产生较多的免疫球蛋白以及其他炎性因子，引起不正常的免疫反应，造成血管炎症，使血管通透性增加，出现皮肤和黏膜的出血性紫癜的情况。过敏原多与感染、饮食、特定药物或疫苗注射等因素有关。临床症状主要包括皮肤紫癜、关节症状、胃肠道症状和肾脏损伤。

血小板减少的原因

血小板减少的原因可能与骨髓中的巨核细胞代偿性增生有关，在抗血小板自体抗体的作用下血小板生成障碍，因此不能补偿血小板的破坏，最后导致外周血液中血小板数量减少。血小板减少性紫癜还可能与脾脏功能障碍有关，因为脾脏是吞噬血小板的基地，也是参与血小板抗体形成的组织。

医常识

勿以病小而不查——重视身上的小紫癜

身上出现紫癜症状时，应及时就医，配合医生查明原因并采取相应的治疗措施。紫癜患者平时应注意休息，调节心情，保持心情的轻松愉悦，避免不良情绪对病情造成不利影响。注意防寒保暖，远离过敏原，如花粉、化学制剂等，平时要注意合理饮食，避免食用辛辣刺激以及过敏性食物，如辣椒、海鲜等。避免过度劳累，保持良好的生活习惯。

第六章 探索儿童血液病的奥秘

第 1 节　血液病，儿童与成人有什么不一样

常常有家长问："儿童也会得血液病？"是的，血液在我们体内流淌，不管是成人还是儿童都可能得血液病，但是儿童和成人的血液病在很多方面存在差异，包括发病机制、症状表现、治疗反应以及预后等，下面就让我们一起来了解一下吧。

医常识

儿童和成人血液病的区别

由于儿童处于生长发育未成熟阶段，因此血液病会出现很多与成人不同的特点，很多是遗传性或发育期相关的问题，成人也可能会出现一些儿童期血液病的变种，但通常发病年龄较晚。例如，急性白血病在儿童中通常进展较快，而慢性白血病则在成年人中更为常见。

1. 病因方面的不同　儿童血液病很多时候与遗传因素、先天发育异常以及感染相关。例如，一些孩子可能天生带有某些基因突变，使他们更易患上血液病。母体感染也可能影响胎儿的血液系统。而成人则更多受到环境因素，如化学毒物、辐射、不良生活习惯等影响。长期接触有害物质，如苯，或者生活在污染严重的环境中，都会增加成年人患血液病的风险。

2. 症状表现的不同　儿童的症状表现往往较为隐匿，家长可能会发现孩子变得疲倦、面色苍白、容易感染或出现瘀斑等，但这些症状容易被误认为是日常小病。例如，一个经常感冒的孩子，可能只是免疫力低下，但也可能是白血病的早期症状。成人则能够更准确地描述自己的不适，如持续疲劳、异常出血或频繁感染等，有助于医生更快地进行诊断。

3. 心理和情绪反应不同　儿童对疾病的理解有限，更容易感到恐惧、

焦虑和孤独，对治疗的依从性也可能受到影响，需要家长和医护人员更多的心理支持和关注。成人理解力更强，但也可能因为压力和担忧影响心理状态。长期的治疗过程和疾病带来的不适，会让成人感到沮丧和无助。

医学角

儿童常见的血液病类型

1. 红细胞疾病　各种营养性贫血，如缺铁性贫血；先天性溶血，如遗传性球形红细胞增多症；自身免疫性溶血性贫血；再生障碍性贫血。

2. 白细胞疾病　如白血病、中性粒细胞减少症、嗜酸性粒细胞增多症等。

3. 出血性疾病　如免疫性血小板减少症、血小板无力症、血友病及其他凝血因子缺乏性疾病。

医研汇

儿童血液病的预后

血液病涉及全身多个器官、组织，表现多种多样，常以贫血、出血、肝脾淋巴结肿大、发热、骨关节疼痛为主要临床表现。治疗原则是去除病因、保证正常血液成分及功能、除去异常的血液成分和抑制异常功能，主要是对症治疗和病因治疗。在同样治疗下，儿童血液病（如白血病）的恢复效果通常比成人更好。家长们别灰心，只要积极配合治疗，孩子们的生命力往往超乎想象！

第 2 节　孩子有哪些征兆时怀疑患了血液病

说起儿童血液病，家长们都战战兢兢，常见的儿童血液病有哪些？都那么可怕吗？小朋友们出现哪些症状需要引起家长重视？

医学角

儿童血液病的常见征兆

1. 贫血　患儿贫血主要表现为皮肤和黏膜苍白，以皮肤、口腔、结膜、手掌和甲床处明显。婴幼儿阶段最常见的贫血是营养性缺铁性贫血。发生溶血性贫血时，除皮肤黏膜苍白外，患儿还可出现眼睛巩膜发黄及尿色深黄，甚至尿色呈酱油色。

2. 白血病 白血病患儿常见症状有发热、贫血、皮肤出血、淋巴结肿大、骨痛或关节痛等，往往在孩子生长发育阶段被家长忽视。中性粒细胞属于白细胞中的一种，增多、减少也会引发疾病。

3. 嗜酸性粒细胞增多症 嗜酸性粒细胞增多症患儿可以表现为支气管哮喘、荨麻疹、血管神经性水肿、湿疹等。

4. 血小板减少 儿童皮肤出现小红点或青紫块要警惕血小板问题。免疫性血小板减少症患儿常表现为皮肤、口腔黏膜出血，和成人腿上的出血点不同，儿童哭闹后脸上更容易出现小的出血点。如果是血小板无力症，儿童受伤后出血很难止住。发现以上异常要及时查血，普通血常规检查就能初步判断血小板情况。

5. 血友病 血友病与凝血因子缺乏有关，患儿主要表现出血，严重的就是脑出血，家长对孩子的安全管理非常重要，避免外伤、防止磕碰。

医识库

儿童血液病通常与营养因素、免疫因素、化学因素有关

长期挑食、偏食会导致体内营养素缺乏，如缺乏铁元素情况较为严重，会引发缺铁性贫血，导致患儿出现面色苍白、头发干枯等症状。生活中长期接触 X 射线，会影响骨髓细胞的生成，还会导致造血干细胞减少，使免疫系统出现损伤，引发再生障碍性贫血等骨髓衰竭性疾病。发生感染及应用抗病毒药、抗生素及非甾体抗炎药时，有可能会引发溶血性贫血。建议日常生活中儿童要均衡合理搭配膳食、适当锻炼、增强体质、提高机体的免疫力。

第 3 节 在日常生活中如何预防儿童血液病

人们都希望自己和亲人永远不患病，如果无法避免疾病，则希望在疾病造成伤害之前能尽早发现并治愈，特别是对于血液病。因为大部分血液病治疗时间长，治疗过程复杂，且疾病的发生和多种因素有关。那么，在日常生活中应如何照顾孩子，预防儿童血液病呢？

医常识

儿童发生血液病的发病原因

儿童血液病的发生与多种因素有关，其病因可能包括遗传因素、环境因素、病毒感染、生活方式、辐射暴露等，具体如下。

1. 遗传因素　某些基因突变可能增加儿童患血液病的风险，家族性白血病约占 0.7%，血友病 A、血友病 B 均为 X 连锁隐性遗传，有女性传递、男性发病的特点，70% 具有明确的家族史。

2. 环境因素　包括接触化学物质，如苯、甲醛、二甲苯，这些物质可能从建筑装修材料或儿童用具、玩具中释放出来，增加患白血病、再生障碍性贫血等疾病的风险。

3. 病毒感染　某些病毒，如风疹病毒、麻疹病毒、水痘 - 带状疱疹病毒、流感病毒、EB 病毒感染或疫苗接种史等和原发免疫性血小板减少症、淋巴瘤、白血病相关。

4. 生活方式　不良的生活习惯，如父母在备孕期或孕期抽烟、饮酒，儿童出生后喂养不良或偏食挑食，可能引发缺铁性贫血、巨幼红细胞贫血等。

5. 辐射暴露　接触电离辐射，如 X 射线、γ 射线，居住在有氡污染的房间内，儿童发生血液病的比率高于其他儿童。

医学角

儿童血液病的预防措施

在日常生活中应科学照顾孩子，以预防血液病的发生。

1. 生活习惯　养成良好的生活习惯，保证合理的作息时间和良好的睡眠，劳逸结合，有助于提高孩子的免疫力和抗感染能力。

2. 环境因素　避免接触有害物质，如苯、甲醛、亚硝胺类物质和辐射污染。新装修的房屋最好保持良好的通风，减少化学污染，在传染病和感染性疾病高发季节避免去人多拥挤的地方。

3. 饮食营养　合理搭配，保证摄入丰富的营养，包括新鲜的蔬菜、水果，以及优质蛋白质（如鱼肉、鸡肉、蛋类、豆类）等。营养均衡的饮食可以增强孩子的抵抗力，使他们更好地抵御疾病。少吃油腻、辛辣、生冷食物，避免过度摄入含有化学添加剂、防腐剂的食品，这些物质可能对身体有害。尽量选择天然食材，避免快餐和零食中的人工添加剂。

4. 运动锻炼　提倡进行有氧运动，如快走、慢跑、游泳，同时结合适当的力量训练，提高身体的柔韧性和耐力。

5. 心理健康　为孩子提供一个舒适的家庭环境，避免被过度关注，帮助孩子保持心情平稳，适当参加户外活动和社交活动。

6. 医疗检查　如孩子出现乏力、不明原因发热、肌肉酸痛、面色苍白、出血等症状，应及时就医，进行血液检查，以便于早期发现和治疗。

医识库

疾病预防的等级

目前疾病预防分为三个等级：一级预防、二级预防和三级预防。

一级预防是通过祛除病因防止疾病发生。临床上常见的一级预防活动包括免疫接种预防传染病、使用药物以及行为咨询服务，如保持良好的居住环境，避免接触苯、甲醛、亚硝胺类物质和辐射污染。

二级预防是指早期发现疾病，即尚未出现症状，并通过治疗阻止疾病进展。二级预防包含两个步骤：一是筛查试验，二是对患儿随访诊断及治疗。例如，血友病是由于凝血因子缺乏导致的出血性疾病，早期补充Ⅷ和Ⅸ因子是最好的保护措施，避免凝血因子缺乏导致出血的发生。

三级预防是指疾病出现后，为防止恶化或减少并发症而采取的临床活动。例如，缺铁性贫血、巨幼红细胞贫血，确诊后应及时给予补充铁剂或维生素 B_{12}、叶酸等，白血病确诊后及时给予化疗等综合治疗措施。

第 4 节　血液病患儿治好了能像正常的孩子一样吗

儿童血液病大部分都是良性疾病，通过专科医生明确诊断，并进行标准化诊疗，绝大多数患儿是可以治愈的，并能像正常孩子一样生活和学习。

医常识

儿童血液病的治疗效果如何

儿童血液病治疗的效果与患儿的疾病类型、严重程度、是否接受了规范化治疗以及患儿和家长的依从性密切相关。早期发现、合理治疗、密切监测患儿病情变化及时调整治疗以减少并发症的发生，可明显提高孩子的临床预后。

对于一些特殊类型的血液病，如白血病，则需要在有经验的专科医师指导下进行长时间的规范化治疗。骨髓衰竭性疾病，如再生障碍性贫血，需要医生进行各种鉴别诊断后选择恰当的治疗方法。血友病患儿需要注意加强自身防护，避免外伤，发生出血或进行手术治疗时，需要输注缺乏的凝血因子进行替代治疗。

对于白血病、再生障碍性贫血、血友病等患儿，需要长期接受治疗和病情监测，一定要听从医生的安排，家长不要擅自更改治疗方案或自行减量、停药，否则会影响治疗效果。

随着医学的进步和治疗方案的完善，越来越多的患儿能够在现代医学治疗的帮助下健康地成长，回归正常的生活和学习。

医学角

儿童白血病有哪些治疗方法

1. 联合化疗（化学疗法） 用药物治疗，通过干扰白血病或其他血液病细胞的生长和分裂来达到控制病情的目的。

2. 放疗（放射疗法） 使用高能量的射线来杀死或减缓白血病或其他血液病细胞的生长。

3. 干细胞移植 也称“骨髓移植”或“造血干细胞移植”，这是一种通过将健康的造血干细胞输送到患儿体内来替换病变的造血系统的治疗方法。

4. 免疫疗法 利用患儿自身的免疫系统或通过增强免疫反应来对抗病变细胞。

5. 靶向治疗 根据白血病患者的致病基因，应用小分子靶向药物进行精准治疗。

6. 支持性治疗　包括输血、抗生素治疗、营养支持等，以维持患儿的身体功能，以及减少治疗带来的不良影响。

7. 药物治疗　除了化疗药物外，还包括激素、抗生素、抗病毒药物等，用于治疗或预防并发症。

医生根据患儿的病情制订治疗方案，也会采用多种方法联合治疗。

医识库

与成人白血病相比，儿童白血病患者的临床预后较好，通常经过系统的规范化治疗后，如果 5 年能够无病生存，就认为达到了临床治愈的效果。如儿童急性淋巴细胞白血病，目前其治愈率达 80% 以上，根据评分结果，低危组治愈率达 90% 以上。白血病患儿治愈后，临床症状可以完全消失，各项指标及免疫功能逐渐恢复正常，体质也逐渐加强，在平时的运动中和正常人没有区别，生活质量也基本与同龄儿童一样。

提醒家长注意，白血病患儿在治疗过程中，因为既往接受过放、化疗，自身免疫力下降，会增加患儿继发第二肿瘤的风险。所以，家长需要带患儿进行定期复查和随访。

第七章 “大家族”都生病了

第 1 节 哪种血液病会导致无效造血

无效造血，听到这个词好多人会觉得很可怕，身体里的血被生产制造出来竟然是无效的！而有这样一种疾病的病理特征就是无效造血，虽然不是白血病但是很容易转化成白血病，它就是骨髓增生异常综合征（myelodysplastic syndromes，MDS）。有些人在确诊结果的时候脑子是空白的，根本不知道 MDS 是一种什么疾病，这种疾病会给患者带来什么伤害。下面让我们一起走进 MDS，共同了解这种疾病吧。

医常识

骨髓增生综合征到底是什么

骨髓增生异常综合征是一组起源于造血干细胞的异质性髓系克隆性疾病。其特点在于髓系细胞分化及发育出现异常，具体呈现为无效造血（即细胞凋亡），以及难治性血细胞减少，涉及红系、粒系、巨核系。同时，存在造血功能衰竭情况（至少 1 系细胞形态异常），并且具有高风险向急性髓系白血病（acute myeloid leukemias，AML）转化的倾向。

MDS 的主要发病机制是造血干细胞的异常。造血干细胞是一种具有自我更新、分化成为各种成熟细胞潜能的细胞，也是祖细胞。通常情况下，血细胞的死亡和造血干细胞的分化可以维持机体血液系统中血细胞的动态平衡。而造血干细胞一旦出现问题，会在机体内产生大量病态无效的血细胞。这些病态血细胞就像是生产线上的残次品，甚至无法正常释放到外周血，就导致了患者全血细胞下降，也就是血红蛋白、白细胞和血小板减少。

如何诊断骨髓增生异常综合征

在高度怀疑 MDS 时，就诊时除仔细询问病史外，还应该进行血常规、骨髓活检、骨髓穿刺涂片细胞形态学检查等。

请到正规医院就诊，切不可轻信网上的虚假方法，进行自我诊断和治疗哦！

医识库

为什么会患骨髓增生异常综合征

首先，遗传因素在 MDS 的发病中起着重要作用。大约 50% 的 MDS 患者存在染色体异常，如基因缺失、重复、倒位等。这些染色体异常可能导致基因表达异常，从而影响造血干细胞的分化和成熟。

其次，环境因素也可能影响 MDS 的发生。例如，长期接触放射线、烷化剂等理化因素可能导致造血干细胞受损，进而引发 MDS。此外，一些职业暴露，如接触苯、橡胶、石棉等也可能增加患 MDS 的风险。

最后，个体的体能状况和免疫状态也可能影响 MDS 的发生。体质较弱、免疫功能较差的人群，或者长期患有慢性疾病、自身免疫病的人群，患 MDS 的风险可能较高。

医学角

出现这些问题要当心

患者的症状主要源于各类血细胞减少的临床表现，具体症状因血细胞异常程度而异。早期患者多以顽固性贫血相关症状为主，如面色苍白、头晕乏力、心悸气短等；血小板减少也较为常见，可表现为皮肤出血、瘀斑，鼻衄、牙龈渗血等。疾病早期，出血与感染等并发症相对少见，通常无肝、脾、淋巴结肿大。晚期患者除贫血症状外，还常伴有出血和感染并发症。少数病例可出现自身免疫性疾病，表现为表皮血管炎、关节炎等。

患了骨髓增生异常综合征，身体会有哪些变化

1. 贫血——血红蛋白低于正常值　血红蛋白减少会导致贫血的发生，身体缺血缺氧不仅会表现为面色苍白、身体乏力、活动后心悸气短，还

易造成重要脏器功能损伤。贫血会加重老年人的慢性心肺疾病，出现心力衰竭等情况。

血红蛋白正常值 男性：120 ~ 160 克 / 升；女性：110 ~ 150 克 / 升

2. 感染、发热——白细胞计数低于正常值 因白细胞计数减少和功能异常而表现为反复发生的感染及发热。感染部位以呼吸道、肛门周围和泌尿系统较多见，部分粒细胞缺乏患者，免疫力低下，可合并真菌性肺炎、败血症，患者反复感染，对抗生素治疗反应差。

白细胞计数正常值 （4 ~ 10）$\times 10^9$/ 升

3. 出血——血小板计数低于正常值 MDS 患者无效造血，血小板减少，早期出血症状轻，多为皮肤黏膜出血，牙龈出血或鼻衄，晚期可出现严重出血，如消化道出血、脑出血，严重者可导致死亡。

血小板计数正常值 （100 ~ 300）$\times 10^9$/ 升

4. 部分晚期患者会出现脾脏肿大、体重下降、盗汗等非特异性表现。

5. 有 5% ~ 19% 的患者有向白血病转化的风险。因 MDS 早期症状隐匿，若患者出现不明原因的血细胞减少，尤其是全血细胞减少，需要警惕 MDS 发生，建议完善骨髓穿刺、活检、细胞遗传学及分子检测以明确诊断。

第 2 节 患了骨髓增生异常综合征怎么办

大众对于骨髓增生异常综合征知之甚少，当自己或者身边的亲人朋友确诊为此病时，如何科学应对，减少并发症、延长生存期，成为大家最为关心的问题。由此，就让我们一起深入探讨这个话题，为生命加油！

医常识

贫血别着急，教你如何正确“脱贫”

1. 减少活动，以减轻组织耗氧，改善临床症状，轻度贫血者适当休息，严重贫血者必须卧床，必要时应吸氧。

2. 进食高热量、高蛋白、高维生素及含无机盐丰富的食物，如瘦肉，豆类，动物肝、肾，新鲜蔬菜和水果。

3. 注意口腔清洁，预防口腔黏膜炎；及时漱口，用软毛牙刷刷牙，必要时给予口腔护理。

患了骨髓增生异常综合征，身体出血了可以这样做

1. 皮肤黏膜出血　皮肤黏膜有瘀点、瘀斑时，不要搔抓皮肤，以防感染。

2. 鼻出血　少量出血可用冰袋冷敷鼻根部；出血不止时，应用止血药棉填塞，压迫止血；必要时请耳鼻咽喉科会诊，用油纱条进行后鼻道填塞止血。

3. 口腔、牙龈出血　牙龈渗血时，可用止血药棉局部压迫止血，并及时用生理盐水或 1% 过氧化氢清除口腔内陈旧血块，以免引起口臭及可能继发的细菌感染。

4. 眼底出血　注意用眼卫生，有眼眶周围瘀斑、眼底出血时应卧床休息，遵医嘱用药，勿揉眼，避免长时间用眼过度。

医学角

确诊骨髓增生异常综合征后，应该如何治疗从而延长生存期

1. 支持治疗　支持治疗作为患者管理的根本，涵盖主动疾病监测，实时追踪病情动态；输血治疗，纠正血液成分缺失；以及针对血细胞减少症的全方位干预。

2. 铁超载管理　红细胞输注是 MDS 患者支持治疗的关键组成部分，但相当比例的 MDS 患者可能对这些治疗没有反应，并可能出现铁超载。对于红细胞输注依赖的患者应定期监测血清铁蛋白（SF）水平、累计输血量，以及器官功能监测（心脏、肝脏、胰腺）。常用的去铁药物有地拉罗司、去铁胺和去铁酮。

3. 生长因子治疗　重组人促红细胞生成素（EPO）是促进红细胞生成，重组人粒细胞集落刺激因子（G-CSF）是促进粒细胞生成。

4. 去甲基化药物　去甲基化药物已成为较高危 MDS 的一线标准治疗，包括阿扎胞苷、地西他滨。与支持治疗相比，去甲基化药物治疗可降低患者向 AML 进展的风险，延长生存时间。

5. 免疫抑制治疗　免疫抑制治疗，如抗胸腺细胞球蛋白、环孢素及来那度胺等药物，在临床试验中均展现出一定疗效。

6. 高强度治疗 高强度治疗包括强化诱导化疗或异基因造血干细胞移植。

7. 分子靶向治疗 研究表明，包括B细胞淋巴瘤-2（Bcl-2）抑制剂维奈克拉在内的新型药物，与去甲基化药物或异柠檬酸脱氢酶1/2（IDH1/2）抑制剂联合使用，能够促使高危MDS患者的异常细胞数量减少。

医前沿

罗特西普或将续写低危骨髓增生异常综合征一线治疗新篇章

罗特西普是一种重组融合蛋白，能够通过选择性地结合转化生长因子-β（TGF-β）超家族配体，减弱下游Smad2/3信号传导，从而促进晚期红细胞成熟，使机体能够产生更多成熟的红细胞。既往罗特西普治疗MDS伴环形铁粒幼细胞的关键Ⅲ期临床试验（美国/加拿大/欧洲）已经表明，罗特西普可以为需要红细胞输注的较低危MDS伴环状铁粒幼红细胞患者提供一种可耐受且有效的替代方案。

罗特西普的应用或将成为MDS治疗史上的一个重要里程碑，带领人类进入一个全新的治疗时代，将为较低危MDS相关贫血患者带来颠覆性的治疗方式转变。

第3节 神奇的靶向治疗——骨髓增生异常综合征的治疗新进展

目前，在所有血液系统肿瘤中，MDS的发病率并不低，在中老年群体中尤为明显。除异基因造血干细胞移植外，MDS仍是一类难以治愈的血液疾病。不过，随着医学技术的发展，MDS在分子靶向、免疫抑制剂及生物制剂等方面的治疗手段日益丰富。

医常识

什么是分子靶向治疗

分子靶向治疗是在细胞分子水平，针对已明确的致癌位点（可为肿瘤细胞内蛋白分子或基因片段）开展的治疗方式。治疗药物经设计后，进入体内会特异性地与致癌位点结合并发挥作用，促使肿瘤细胞特异性死亡，且不损伤周围正常组织细胞，因此分子靶向治疗也被称作“生物导弹”。

分子靶向治疗的兴起，为肿瘤患者开辟了新的治疗途径。临床已充分证明，靶向治疗能精准杀灭肿瘤细胞，降低肿瘤进展风险，延长患者生存期。

医学角

MDS 患者临床表现多样，治疗方案因个体差异而异：异体造血干细胞移植是一种重要治疗手段。对于高危 MDS，低甲基化药物（HMA）为一线治疗方案。针对伴有贫血的 MDS 患者，红细胞生成刺激剂（ESA）可作为一线治疗。对于不具有高危遗传特征的发育不全型 MDS，免疫抑制治疗是可选策略。低危 del（5q）MDS，可采用来那度胺治疗。环状铁粒幼细胞 MDS，罗特西普是有效的治疗药物。

医识库

低危 MDS 患者的治疗

低危 MDS 患者的标准治疗，包括粒细胞集落刺激因子、促红细胞生成素刺激造血，免疫调节，免疫抑制，成分输血，祛铁等，整体治疗目标是改善造血，提高生活质量。

1. 罗特西普　是一种人激活素受体Ⅱ b-Fc 重组融合蛋白，可以结合多种 TGF-β 家族配体 GDF8、GDF11 以及激活素 B，抑制 SMAD2/3 蛋白活化及下游信号转录，促进红细胞发育成熟，改善红系无效增殖，提高血红蛋白水平。目前，罗特西普已成为对 ESA 无应答、失去应答或不适合 ESA 的难治性贫血伴环形铁粒幼细胞增多（RARS）患者的标准治疗。

2. 来那度胺　常用的免疫调节药物包括沙利度胺和来那度胺等。在接受来那度胺治疗的患者中，可改善红系造血，减轻或脱离输血依赖，转化为 AML 的发生率没有增加，部分研究数据表明，对治疗有反应的患者生存期更长。然而患者常难以耐受长期应用后出现的神经毒性等不良反应。来那度胺在低危 MDS、贫血、血小板正常和 del5q 患者中的良好疗效使其成为该类患者的标准治疗。

3. 氮杂核苷类药物 目前，阿扎胞苷、地西他滨和口服地西他滨这三款氮杂核苷类药物，在美国获批用于 MDS 治疗。阿扎胞苷和地西他滨在美国用于输血依赖性低风险疾病的患者。大多数接受这些药物治疗的患者为生长因子支持或来那度胺治疗失败或不适合的患者。

4. 异基因造血干细胞移植（allo-HSCT） 不建议初诊低危的患者进行 allo-HSCT。对于适合 allo-HSCT 且接受过多种治疗（生长因子、来那度胺、阿扎胞苷等）的患者，应考虑进行移植。年轻的低增生性 MDS 患者应考虑接受 allo-HSCT。

5. MDS 中的支持性治疗措施 MDS 患者可采用多种干预措施，包括预防性抗生素和铁质螯合剂。美国国立综合癌症网络（NCCN）指南建议在铁蛋白水平高于 2500 纳克 / 毫升的患者中使用螯合治疗。

新诊断的高危 MDS 患者的治疗

1. 氮杂核苷类药物 根据临床研究，60% 的较高危 MDS 患者对阿扎胞苷治疗有反应。接受阿扎胞苷治疗的患者，其生存质量和生活质量有显著改善。阿扎胞苷显著延迟了 MDS 向 AML 的进展，红细胞输注需求和感染率也得到显著改善。因此，氮杂核苷类药物是大多数高危患者的标准治疗和一线治疗。

2. 阿扎胞苷联合维奈克拉 维奈克拉是一种口服、强效、选择性抗凋亡蛋白 Bcl-2 抑制剂，目前已经在中国获批上市用于 AML 的治疗。目前，维奈克拉联合阿扎胞苷被研究用于高危 MDS，为前期 HMA 治疗失败的、难治的复发 MDS 患者带来希望。

3. AML 样化疗 在高危 MDS 中，AML 样方案通常使用经典的蒽环类药物——阿糖胞苷联合治疗，类似于初治 AML 中使用的药物。目前，AML 样治疗仅推荐用于对治疗反应可能性较高的年轻患者，这些患者也可能获益于 allo-HSCT。

4. allo-HSCT 据报道，allo-HSCT 是高危 MDS 的唯一治愈性治疗方法。部分研究结果显示，30% ~ 50% 的患者无病生存期（DFS）延长。然而，其使用主要限于有合适供体的年轻患者。移植后，复发高风险患者也可考虑使用低剂量阿扎胞苷进行治疗。

第 4 节　骨髓细胞增多了会怎样——骨髓增殖性肿瘤

骨髓细胞减少了会得病，骨髓细胞增多了是不是没关系？骨髓细胞越多是不是代表越健康？那当然不是，骨髓细胞异常增多也是病，被称为骨髓增殖性肿瘤。

医常识

骨髓增殖性肿瘤（myeloproliferative neoplasms，MPN）是一组克隆性的、起源于造血干细胞的髓系肿瘤，骨髓表现为髓系细胞一系或多系不受控制地增殖，外周血一系或多系细胞增多，疾病结局主要有高风险发生血栓、进展性骨髓纤维化和白血病转化。

医学角

经典的 MPN 包括慢性髓细胞性白血病（CML）、真性红细胞增多症（PV）、原发性血小板增多症（ET）和原发性骨髓纤维化（PMF）。MPN 的致病机制主要是 JAK/STAT 通路相关基因（如 JAK2、MPL、CALR）突变，驱动髓系细胞过度增殖而发病。

医识库

目前，骨髓增殖性肿瘤（MPN）的治疗以长期药物治疗为核心策略。由于该疾病进展缓慢且多数患者无须住院干预，因此治疗模式以门诊随访与居家管理为主。患者需要在规律复诊的基础上，重点关注以下两方面：①用药依从性：严格遵循医嘱进行药物（如羟基脲、干扰素等）的剂量与疗程调整，避免随意停药或减量导致病情波动；②症状自主监测：密切观察疲劳、盗汗、体重减轻等体质性症状，以及脾脏肿大、血栓或出血倾向等疾病相关体征，若有异常变化，及时返院就诊。

第八章 药物临床试验知多少

第 1 节 参加临床试验就是去当“小白鼠吗”

受传统观念影响，国内患者对临床试验的认知度和参与意愿普遍偏低，认为参加临床试验后，会面临很多风险和未知，让人感到害怕和担忧。今天，让我们一起大胆地跟临床试验说声：“你好，临床试验！我们做个朋友吧。”

医常识

什么是临床试验

通俗来讲，临床试验是一项评价某种药物疗效和安全性的医学研究，评估药物在体内起到什么样的作用，药物进入体内是怎么代谢、排出的，确认药物是否安全有效，有没有未知的不良反应，能否用于治疗疾病等，其目的就是找到更好的药物和治疗方案。

临床试验是药物研发过程中至关重要的一环，是新药上市前的必经阶段。任何一项临床试验的开展都需要国家有关部门批准，而且只能在有资质的医院内开展，从开始到结束都在国家法律法规的指导及国家药品监督管理局的严格监管下实施，整个过程规范、标准，是可以放心参加的。

医学角

临床试验与普通治疗有何区别

首先，普通治疗时医生可根据经验调整治疗方案，而临床试验则有一套完整且必须严格执行的流程，医生不能随便更改试验设计，必须按照预先设定的方案进行。

其次，临床试验对患者要求比较严格，要根据试验方案的入选标准和排除标准来筛选患者，慎之又慎，只有符合所有条件时才能参加。

最后，在临床试验过程中，药物的安全性会受到严密监测，以确保患者安全。医生需要定期评估患者的健康状况，记录所有的不良反应，无论是否与试验药物有关，并及时采取相应的处理措施，这就意味着患者可以得到更多的医疗照护。

医识库

对受试者安全和权益的保障措施有哪些

确保受试者的安全和权益是临床试验的首要任务。知情同意书是受试者了解临床试验详细信息的重要文件，签署之前必须仔细阅读，充分理解后再做决定。知情同意书也会随着试验进程和试验结果不断更新，知情同意是一个持续的过程。在临床试验过程中，无论是由于出现不良反应或是自身其他原因，只要患者不愿意继续进行临床试验，可随时退出。

另外，伦理委员会是一个为受试者保驾护航的独立组织，负责监督和评估临床试验中的伦理问题。试验过程中，受试者对自身权益或对试验有任何疑问都可以联系伦理委员会解决。

医学进步依赖于基础研究、临床观察与技术创新的协同突破，而临床试验在此过程中承担着疗效验证和治疗标准化的重要使命。正是由于受试者的勇于尝试，以及家属的支持和信任，临床试验才得以顺利进行。

看完以上内容，是不是感觉临床试验并没有想象中那么可怕，受试者也绝不是“小白鼠”。相反，参加临床试验是每位受试者的荣耀，因为他们为医疗事业作出了一份贡献。

第 2 节　药物临床试验就是打免费针、吃免费药吗

对于参加药物临床试验，患者及家属会心存疑惑，临床试验免费针、免费药的背后是什么呢？可以说这并非诱饵，临床试验的免费服务更重

要的是体现了科技进步与人文关怀的融合，通过这种形式，让临床试验变得更有温度。

医识库

临床试验的分期及其特点

临床试验的开展并不是随意和偶然的，每种新药都需要开展一系列的临床试验之后才能上市。新药临床试验按研究阶段分为Ⅰ期、Ⅱ期、Ⅲ期和Ⅳ期，不同的临床试验有不同的特点，期别越往后，代表新药所处的临床研发阶段越成熟，离上市越近。

Ⅰ期临床试验是新药首次用于人体，主要关注新药是否安全，如果有一定毒性，这个新药后续的试验就可能停止。Ⅱ期临床试验是在Ⅰ期临床试验的基础上，扩大患者人数，主要是确定药物的安全剂量范围。Ⅲ期临床试验主要是评价获益和风险，为申请上市提供资料。如果确定该药安全且疗效优于目前治疗，那么该药就可以申请获批上市，这样我们就可以在医院或药店购买。药物上市之后仍会进行Ⅳ临床试验，主要是对患者进行长期监测，发现可能的罕见或长期不良反应，如果药物没有达到应有的标准，那么很可能会强制下市。

医学角

参加临床试验的流程

临床试验免费针、免费药不是想用就能用上的，怎么做才能有机会参加临床试验呢?

参加临床试验大致分为三个阶段：筛选阶段、治疗阶段和随访阶段。

筛选阶段，研究医生与患者会进行详细沟通，患者充分理解和考虑后签署知情同意书，之后才可以进行试验相关的检查，研究医生会根据结果判断患者是否可以参加临床试验。只有符合试验的所有标准后才有机会进入试验的治疗阶段，才有机会用上免费的药物。试验过程中，患者需要按照试验要求定期返院进行随访治疗，整个试验阶段，患者都有专职研究医生和研究护士进行看护。如果患者出现疾病进展、不可耐受毒性或自己想退出试验的情况，都会终止试验药物的继续使用。

医研汇

参加临床试验的益处和风险

参加临床试验不仅可以使用免费药物，而且临床试验能让患者有更多机会了解自身疾病的最新治疗进展，并有可能从最新疗法中受益，给患者带来希望。此外，参加临床试验等于对科学研究和医疗事业作贡献，患者的自我价值感会得到提升。

但是，临床试验也是一把双刃剑，可能会出现不可预估的不良反应。最主要的风险是参与药物试验的最终结果可能并不理想，也就是说新药的疗效可能不如传统治疗的疗效好。所以在参加临床试验之前，应该尽可能多地了解临床试验项目相关信息及可能带来的益处和风险，从而做出更加理智的决策。

第 3 节　参加临床试验需要做哪些准备

很多患者对是否参加临床试验很纠结，既想参加又有不少顾虑。如何更好地做出有利于自身的决定，除全面了解自身病情外，尽可能多地了解临床试验相关信息更为重要。下面就来聊一聊参加临床试验需要做哪些准备？

医常识

参加临床试验需要的基本资料和准备

首先，和普通治疗一样，参加临床试验时，患者需准备好身份证和医保卡。研究者会妥善留存这些证件的复印件，并严格对相关信息进行保密。

其次，患者应准备尽可能齐全的病例相关资料交予研究者，同时应坦诚告知研究者既往病史、既往用药和目前用药情况，不要隐瞒，以确保研究者做出更适合患者的治疗方案。

最后，参与临床试验前需进行一系列检查，如抽血、超声以及计算机断层扫描（CT）等，通过这些检查来判断受试者是否符合试验标准。

因此，在进行筛选检查前，受试者务必做好如下准备。

1. 保持清淡饮食，让身体处于相对平稳的代谢状态。

2. 保证充足睡眠，避免因身体疲劳影响检查结果。

3. 注重个人卫生，尤其是血液病患者，因其免疫力相对较低，更要积极预防感染，防止因感冒、腹泻等疾病干扰检查进程，导致筛选计划延迟。

医学角

对于临床试验项目应重点了解哪些内容

知情同意书是患者了解临床试验的重要法律文件，签署知情同意书不是单纯的签字仪式，而是患者经过仔细阅读并充分考虑，获得知情和同意的过程。知情同意书包含内容繁多，应重点了解哪些内容呢？

1. 对患者而言，最重要的是了解临床试验预期受益和可能导致的风险　相对来说，Ⅲ期和Ⅳ期临床试验，其药物的安全性和疗效会较明确，风险较Ⅰ期和Ⅱ期少，同时医疗费用报销比例和试验相关补助费用也较少。

2. 患者需要清楚地知晓参加临床试验是自愿的　可以拒绝参加或有权在临床试验的任何阶段随时退出，不会遭到歧视，医疗待遇也不会受到影响。

3. 患者参加临床试验也有一些应尽的义务　因为临床试验需要严格按照试验方案要求进行，参加试验期间，患者对于饮食配合、饮食禁忌，合并用药的限制，来院接受相关检查的时间及频次，上学/工作时间与访视时间的协调，住院期间家庭事务的处理等，都需要有充分的心理准备并积极配合。遵循方案要求按期访视，这也是对受试者的基本要求。

4. 临床试验相关费用　患者应了解相关费用的报销方式，是否需要先垫付，报销和补助的申请时长和发放方式等，包括检查费、住院诊疗费、采血补助、交通补助等。

医识库

很多疾病的治疗都是一场持久战，在欧美等一些国家临床试验已经逐渐作为一种常规诊疗方式推荐给患者。随着国内监管政策的不断完善，临床试验也日趋规范化、科学化，越来越多的新药研发企业开始重视临床试验，越来越多的临床医生也参与到临床试验中。对血液病尤其是恶性血液病患者来说，参加临床试验是一种可能获益的方式，可以多了解临床试验的相关信息，给临床试验一个机会，也给自己一个机会。

在临床试验期间，严格遵守约定，就可能从中获益，延长生存期和减轻病痛，并且临床试验提供免费的药物和治疗，也可帮助家庭减轻经济负担。

在肿瘤治疗的道路上，希望患者坚定信念，不要轻言放弃，尝试了解临床试验，或许可以迎来柳暗花明。所以，也请患者对临床试验多一些信心，我们会与您同行。

第二篇

居家护理篇

第一章　居家日常做好四部曲

第1节　重点：清除人体的“门户垃圾”

在血液病治疗过程中，感染是一大棘手难题。感染源丰富多样，一方面源于患者自身免疫力下降，另一方面是外界病原体引发的外源性感染。这些感染可侵袭身体各处。人体的眼、口腔、鼻腔、肛周等部位，如同身体的“门户”，是病菌易聚集之处。患者需要高度警惕这些部位的病菌，积极采取有效措施加以预防与应对。

医常识

自我护理的重点内容

1. 眼睛护理

（1）没洗手的情况下，不要摸脸，揉眼睛。

（2）眼睛出现不适时，及时就诊。

（3）遵医嘱使用滴眼液。

2. 口腔护理

（1）面对镜子做口腔自我检查。

（2）均衡饮食，尤其摄取足够的蛋白质和维生素，避免进食坚硬、粗糙、过热等损伤口腔黏膜的食物。

（3）进食前后要漱口，每日三餐前后、睡前使用软毛牙刷刷牙，牙刷头向上放置、晾干，建议每周更换1次牙刷。

（4）增加饮水的频率，保持口腔湿润。

（5）禁忌用牙签剔牙，以免损伤口腔黏膜。

（6）口腔黏膜破损时，一定要及时就医。应急时可使用煮沸后冷却的温水制作的淡盐水，每 2 ~ 3 小时含漱 1 次，进食后立即含漱，含漱时先含漱再鼓漱，时间至少 2 ~ 3 分钟；伴有疼痛或者出血时，可口含冰块；待止血后，再使用自制的淡盐水漱口。

3. 鼻腔护理

（1）鼻腔干燥者，可使用复方薄荷油滴鼻剂、橄榄油、香油涂抹。

（2）禁忌挖鼻、揉鼻等损伤鼻黏膜的动作。

4. 会阴、肛周护理

（1）如厕后，用湿厕巾由前往后以沾干方式擦拭肛门。

（2）每日便后温水坐浴；当肛周出现感染时，使用碘伏水坐浴。

（3）坐浴后使用痔疮膏涂抹肛周，预防感染。

（4）女性经期时，禁忌坐浴。

医学角

为什么要进行自我护理

预防并发症　化疗后可能会出现各种并发症，如结膜炎、口腔黏膜炎、鼻腔出血感染、肛周感染等。患者常会出现不同程度的发热。热型不定，出汗较多，主要是感染所致，常见的感染灶多在呼吸道、咽峡、扁桃体、肛周等。感染主要是粒细胞减少、免疫功能减退、白血病细胞浸润及出血等导致的致病菌滋生。通过自我护理，可以降低并发症发生的概率或减轻其严重程度。

医识库

世界卫生组织口腔黏膜炎分级

0 级　无症状。

Ⅰ级　口腔黏膜出现红斑、伴有疼痛，但不影响进食。

Ⅱ级　口腔黏膜出现红斑、溃疡，但能进固体食物。

Ⅲ级　口腔黏膜出现严重的红斑和溃疡，不能进固体食物。

Ⅳ级　溃疡融合成片，有坏死，不能进食。

第 2 节　让自己和环境更清爽，拒绝污物入侵

血液病患者由于免疫功能低下，在治疗的各个阶段都容易发生感染，一旦发生，不但延误最佳的治疗时机，增加患者的痛苦，同时会给家庭带来更沉重的经济负担。为了让患者更安全、舒适地接受治疗，早日康复，一定要重视加强个人卫生和环境消毒。

医常识

个人卫生

1. 洗手

（1）洗手指征：饭前饭后，便前便后，吃药前，接触过血液、泪液、鼻涕、痰液、唾液后，做完扫除工作后，接触钱币后，户外运动、购物后，接触过传染物品后。

（2）用流动水清洗双手，选择洗手液或者皂液。

（3）外出时，可选择皮肤消毒湿巾擦拭双手。

2. 个人物品的处理

（1）用洗衣液洗净衣服、毛巾，清水冲洗后在太阳下暴晒即可。

（2）内衣、内裤与外衣要分开清洗。

（3）洗脸、洗脚、坐浴盆应该分开使用。

（4）勿与他人共用洗漱用品及餐具。

3. 个人防护

（1）出入公共场所戴好口罩，非必要减少出入公共场所。

（2）保持皮肤清洁、湿润，勤更换内衣裤，出汗后及时擦干。

（3）避免直接接触传染病人群。

环境消毒

房间清洁与消毒

（1）选择居住的环境，尽量远离施工工地等污染严重地区。

（2）维持室内适宜的空气温度和湿度，温度维持在 22 ~ 26℃，湿度保持在 50% ~ 60%。

（3）不养花草，不养宠物，不铺地毯，房间陈设简单，不留卫生死角。

（4）应 15 ~ 30 天清理空调过滤网一次。

（5）每日湿式擦拭物表大于 1 次；每周使用含 500 毫克 / 升的含氯消毒液擦拭接触频繁的物表，如房间桌面、床、门把手等，消毒 30 分钟后，再用清水擦拭一遍；卫生间及厨房需要每日使用含 500 毫克 / 升的含氯消毒液擦拭一次。

（6）保持室内空气清新，建议每日开窗通风大于 2 次，每次大于 30 分钟。

医识库

手卫生

每年 5 月 5 日为世界手卫生日。恰当的手卫生可避免 90% 的获得性感染，是最经济、最简单、最有效的措施。手卫生分为卫生手消毒和洗手两部分。洗手是日常生活最常用的清洁方式。

洗手

洗手指用流动水和洗手液揉搓双手，去除手部皮肤污垢、碎屑和部分微生物的过程。认真揉搓双手至少 15 秒，注意清洁双手所有皮肤，包括指背、指尖和指缝等。

七步洗手法口诀：内、外、夹、弓、大、立、腕（完）。

内：掌心相对，手指并拢，相互揉搓。

外：手心对手背，沿指缝相互揉搓，交换进行。

夹：掌心相对，双手交叉，指缝相互揉搓。

弓：弯曲手指关节在另一掌心旋转揉搓，交换进行。

大：一手握住另一手大拇指旋转揉搓，交换进行。

立：将五个手指尖并拢放在另一手掌心旋转揉搓，交换进行。

腕（完）：一手握住另一手手腕旋转揉搓，交换进行，最后在流动水下彻底冲净双手。

第 3 节　调整心情，再出发

从发病到确诊，患者的心理会历经复杂的变化。血液病治疗周期漫长，经济开销大，且预后存在不确定性，并发症也较多。在死亡威胁、经济重负以及反复化疗带来的身心痛苦之下，患者极易出现担忧、敌对、焦虑、抑郁等负面情绪。这些情绪会占据患者内心，进而对其行为产生显著的消极影响，尤其会降低患者对治疗的依从性。

医常识

如何疏导血液病患者的不良情绪

可以运用积极心理学方法，给予患者及其家属心理支持，从而提升其积极心理状态，促进患者配合治疗，争取治疗的最佳效果。

1. 心理调适　积极心态是战胜病魔的第一步。

2. 合理饮食　吃出健康，助力康复。

3. 动起来　让生活更有活力。

4. 定期复查　及时了解病情变化，配合医生随时调整治疗方案，确保治疗效果最大化。

5. 重返社会　积极参加社交活动，重拾生活乐趣。

6. 科学预防　降低复发风险，守护健康未来。

医推荐

积极配合型患者的七种特质

1. 勇于担当　对自身健康负责，不持受害者心态。

2. 情绪疏解　主动分享表达感受想法，积极进行情绪疏导。

3. 活在当下　专注日常康复等事务，做好每天安排。

4. 积极配合　与家人、医护人员密切协作，保持开放心态。

5. 坚韧不拔　面对治疗挑战，保持坚持与韧性。

6. 思维管理　把控自身思维，保持积极认知。

7. 关爱他人　关心身边亲友，营造良好情感氛围。

第二章 于细微处谈安全

第 1 节　预防血液渗到身体血管以外

出血或出血倾向是血液病常见的特征之一。其主要与机体血小板数目减少、功能异常，凝血因子减少有关，白血病细胞浸润以及感染细菌毒素对血管造成损伤等因素也与之相关。当患者血小板计数低于 $20 \times 10^9/L$ 时，可能出现自发性出血或存在出血倾向。此外，高热、失眠、情绪波动会增加白血病患者的出血风险，甚至可能引发颅内出血。对于血液病患者而言，除积极治疗外，做好日常护理、积极预防出血症状发生至关重要。

医常识

皮肤出血的预防

1. 保持床单元平整，被褥衣裤轻软。

2. 避免肢体碰撞或外伤。

3. 沐浴或者清洗时避免水温过高或者过于用力擦拭，勤剪指甲，以免抓伤皮肤。

4. 尽量减少穿刺，注射或穿刺部位拔针后采用三横指按压法，必要时延长按压时间。

眼、鼻出血的预防

1. 防止鼻黏膜干燥而出血，可使用金霉素或橄榄油等润滑鼻腔。

2. 避免用力擤鼻或用手抠鼻。

3. 少量出血时，可用棉球填塞并局部冷敷，尽早就诊。

4. 避免揉搓眼睛，如发现视力下降或视野缺失，警惕眼底出血，及时就医。

口腔、牙龈出血的预防

1. 使用软毛牙刷刷牙，忌用牙签剔牙。

2. 进食温凉、软食，避免吃坚硬、带刺的食物，如坚果、鱼。进食时细嚼慢咽。

3. 牙龈渗血应及时压迫或者使用止血药止血，并做好口腔护理。

颅内出血的预防

1. 当患者血小板计数低于 20×10^9/ 升，应该绝对卧床休息。

2. 保证充足睡眠，保持大便通畅，保持情绪稳定，避免剧烈咳嗽。

3. 便秘者可酌情使用开塞露或缓泻药，以免排便时过于用力、腹压骤增而诱发内脏出血，尤其颅内出血。

4. 如果出现头痛、呼吸急促、喷射样呕吐，甚至昏迷，应立即取平卧位，头偏向一侧，及时就医。

第 2 节 识别感染征兆，怕冷、发抖找医生

当患者出现疲乏无力、畏寒甚至寒战症状时，需要予以重视，这很可能是发热的表现。发热原因繁多，大部分由感染引起。此时应及时测量体温，并尽早前往医院就诊，积极明确病因，避免延误病情。

医常识

发热其实是身体在自我保护。当病菌、病毒入侵身体时，身体里的免疫系统就像一支军队，立马开始战斗。为了让免疫细胞更有战斗力，身体会把体温升高。

体温的正确测量

测量前 30 分钟避免剧烈活动、喝水及进餐，擦干腋下汗液，如使用玻璃体温计，将体温计水银端紧贴皮肤，屈臂过胸，夹紧，7 ~ 10 分钟后取出，看清度数。发热时每 2 小时测量一次体温，及时发现病情变化。

物理降温

当体温超过 39℃时，可采取头部冷敷、冰袋置于大血管部位的方法，

以达到降温目的。

补充营养和水分

为助力患者康复，需要科学合理地补充营养与水分。在饮食供给方面，应给予富含高热量、高蛋白、高维生素且易于消化的食物。具体而言，流质食物可选择牛奶，其富含优质蛋白与多种微量元素；还可准备鲜榨的果蔬汁，像橙汁富含维生素 C，能增强免疫力，西瓜汁可补充水分和糖分。半流质食物可考虑鸡蛋羹，鸡蛋富含人体必需的氨基酸，蒸制成羹易消化吸收；还有肉末蔬菜粥，大米提供碳水化合物，肉末补充蛋白质，蔬菜增加维生素与膳食纤维。精心调配食物的色、香、味，激发患者食欲，鼓励患者遵循少量多餐原则进食，以此充分补充高热状态下机体的能量损耗，有效提升机体抵抗力。水分补充同样关键，应积极鼓励患者多饮水。根据患者心、肾功能实际情况，建议每日饮水量保持在 3000 毫升左右，从而及时补充高热导致的大量水分流失，同时助力毒素及代谢产物顺利排出体外，加快身体恢复进程。

保证舒适环境

1. 温度与湿度

（1）温度：将室内温度控制在 22 ~ 26℃较为适宜。发热时患者体温调节功能紊乱，适宜温度可减少机体产热与散热负担。体温过高时，可适当调低温度至 18 ~ 20℃，促进散热；体温稍低或患者有畏寒表现，可将温度调至 22 ~ 24℃。

（2）保持相对湿度在 50% ~ 60%。合适湿度可避免患者呼吸道黏膜干燥，减轻咽干、咳嗽等不适，减少灰尘吸附。可使用加湿器增湿，或放置水盆等自然蒸发水分；湿度过高时，利用除湿设备或通风降湿。

2. 通风与空气质量

（1）通风换气：定时开窗通风，每天 2 或 3 次，每次 30 分钟左右。流通空气可降低室内病菌浓度，改善空气质量。但注意避免对流风直吹患者，防止着凉。

（2）净化空气：可使用空气净化器，尤其适用于通风不佳或外界空气质量差的情况。选择具备高效过滤功能的净化器，过滤灰尘、花粉、病菌等。

3. 声音环境 保持安静，尽量减少室内外噪音干扰，控制说话音量，关闭不必要电器设备。嘈杂环境会刺激患者神经，加重烦躁、头痛等不适，安静环境利于患者休息恢复。

4. 光线环境 光线柔和，避免强光直射患者，如拉上窗帘避免阳光直射，选用亮度适宜、光线柔和灯具。强光可能引起患者眼部不适，加重头痛，使用柔和的光线营造舒适氛围，利于放松休息。

5. 卫生清洁

（1）日常清扫：每天清扫地面，擦拭家具表面，及时清理垃圾，保持室内整洁。干净环境可减少病菌滋生繁殖。

（2）定期消毒：定期对室内空气、地面、家具等消毒。空气消毒可采用紫外线灯照射等方法；地面和家具表面用合适消毒剂擦拭。

（3）床上用品更换：及时更换患者汗湿的床单、被套、枕套等，保持床铺干燥、整洁、舒适，防止皮肤感染。

6. 空间布局 若条件允许，为患者营造相对私密空间，保护隐私，让患者心理更放松。

休息

可减少能量的消耗，有利于机体康复。高热者需要卧床休息，低热者可酌情减少活动，适当休息。为患者提供室温适宜、环境安静、空气流通等合适的休息环境。

口腔护理

发热时由于唾液分泌减少，口腔黏膜干燥，且抵抗力下降，有利于病原体生长、繁殖，易出现口腔感染。应在晨起、餐后、睡前协助患者漱口，保持口腔清洁。

皮肤护理

退热期，往往大量出汗，应及时擦干汗液，更换衣服和床单，防止受凉，保持皮肤的清洁、干燥。

医学角

发热分级

当腋下温度高于37℃，口腔温度高于37.2℃，或直肠温度高于37.6℃，一昼夜间波动在1℃以上时，可认作发热。按发热的高低可分为以下四种。

1. 低热　37.3 ~ 38℃。

2. 中等度热　38.1 ~ 39℃。

3. 高热　39.1 ~ 40℃。

4. 超高热　40℃以上。

发热分期

1. 体温上升期　此期特点是产热大于散热。主要表现为疲乏无力、皮肤苍白、干燥无汗、畏寒，甚至寒战。

2. 高热持续期　此期特点是产热和散热在较高水平趋于平衡。主要表现为面色潮红、皮肤灼热、口唇干燥、呼吸脉搏加快、头痛头晕、食欲下降、全身不适、软弱无力。

3. 退热期　此期特点是散热大于产热，体温恢复至正常水平，主要表现为大量出汗、皮肤潮湿。

第三章 远离口腔感染

第 1 节 身体的“进出口公司”很重要

口腔黏膜炎是造血干细胞移植患者常见的并发症。造血干细胞移植期间患者处于免疫功能与造血功能的重建阶段，此时患者极易受到外界病菌影响以及机体反应而导致口腔黏膜炎发病。口腔黏膜炎导致患者咀嚼难度大，常给患者造成很大的身心痛苦，影响患者治疗后的身体康复。因此，对于接受造血干细胞移植的患者来说，口腔黏膜炎的防治与护理是一个不容忽视的问题。

医常识

口腔黏膜的重要性

口腔黏膜指覆盖在整个口腔内部，呈粉红色，柔软而湿润，向外和皮肤相连，向内和消化道黏膜相连，在结构以及功能上，既有皮肤的部分特点，也有消化系统黏膜的部分特点，包括形成保护屏障、感觉功能以及分泌消化液等作用。

1. 形成保护屏障 口腔黏膜的上皮全层为复层鳞状上皮，类似于皮肤，因此具有较好的保护作用，可以保护口腔内组织免受外来病原微生物的感染。

2. 感觉功能 口腔黏膜内具有一些神经组织，因而对于冷、热、疼痛等刺激具有一定反应，并传导到大脑产生相关感觉。

3. 分泌消化液 口腔黏膜内有腮腺的开口，可以分泌唾液，对淀粉类物质起初步消化作用，类似于消化道黏膜。

医学角

口腔黏膜炎的危害

口腔黏膜炎的发生严重影响患者语言交流、进食等，导致患者生活质量下降。此外，因口腔黏膜屏障受损，口腔定植菌易进入血管引发血流感染，从而增加造血干细胞移植患者的病死率，延长患者的住院时间，加重患者的经济负担。

医研汇

造血干细胞移植患者口腔黏膜炎危险因素分析

1. 患者的口腔黏膜屏障被破坏　患者在接受大剂量化疗治疗或是移植前的预处理后，其白细胞及中性粒细胞值几乎为0，此时患者全身状况差，饮水进食减少，破坏了口腔内环境，容易引起口腔炎症和溃疡。

2. 患者口腔菌群失调　在进行移植前后，会对患者使用大量的广谱抗生素及激素，使口腔内正常菌群失调，对致病菌及真菌的抵抗作用降低，口腔自洁作用减弱，导致病菌和真菌异常繁殖，也可引起口腔黏膜炎。

3. 患者口腔具有特定生理特征　患者口腔内湿度、温度适宜，且牙龈与牙齿间存在凹槽等结构，导致清洁难度较大；虽有口腔黏膜和牙釉质的保护，但仍易发生损伤并继发感染。

4. 患者使用化疗药物所产生的副作用　患者在移植前及预处理期，需要使用大剂量化疗药物进行治疗，这会对患者的口腔黏膜上皮细胞造成直接伤害。患者机体抵抗力明显下降，出现恶心、呕吐等副作用，饮食、饮水均减少，口腔黏膜干燥，口腔的自净能力随之下降。在预处理方案中，应用多种化疗药物，其中白消安、环磷酰胺、依托泊苷等均是引发口腔黏膜炎的高危因素。患者接受造血干细胞移植后，常应用小剂量甲氨蝶呤对抗机体的免疫反应。

5. 自身原因　口腔黏膜炎的发生也与患者的口腔卫生情况，以及吸烟饮酒史等不良生活习惯有关。

第 2 节　口腔内异物与残渣应及时清除

当口腔黏膜炎发生时，随着口腔黏膜屏障功能的破坏，会加速口腔细菌环境的形成，进而对患者生活质量和临床结局产生负面影响。保持口腔清洁、正确使用漱口液、限制细胞毒性药物向口腔组织输送能预防口腔黏膜炎的发生和发展。

医常识

我们的口腔很“脏”

很多人可能不知道，我们的口腔其实很“脏”，科学发现我们的口腔内有 700 多种、上亿个细菌。

医学角

“脏东西”对口腔的伤害

食物在被咀嚼消化的同时，也为这些细菌提供了生命能量来源。而这些细菌中有对人体有益的益生菌，也存在着有害的致病菌，它们在正常情况下可以和谐相处，一旦不注意口腔卫生，这些有害致病菌就会大量滋生，破坏口腔环境的平衡，威胁人体健康。

医识库

如何将“脏东西”驱逐出境

1. 全面正确的评估　在入住层流病房前，要彻底检查患者口腔内的情况，根据检查及患者既往化疗时的口腔情况，对每位患者进行全面评估及判断。为日后对其口腔黏膜完整性、特征等进行评估。

2. 做好漱口　医生会根据情况增加漱口液种类，每日用多种漱口液常规交替漱口；每次含漱 2 ~ 3 分钟，用鼓漱法，使药液充分与舌下、颊和咽部接触，充分发挥药液的作用。含漱到位，可以有效预防口腔炎的发生。

3. 做好口腔护理　口腔护理液选择0.9%氯化钠溶液，在层流病房内每日晨起及晚餐后均需要进行口腔护理。口腔护理一定要做到认真、仔细、及时，应在进食后15分钟内进行，防止食物残渣遗留在口腔内加重感染。感染严重时应加强口腔护理次数。

4. 养成良好的生活习惯　口腔清洁与健康离不开正确的漱口习惯。

第3节　漱口时您的双颊鼓动了吗

现阶段国人虽然很重视刷牙，但是很少有人重视漱口，这俨然成为口腔健康防护的盲区。对于漱口，大家可能会心存疑惑，漱口谁不会！那么你知道怎样才是正确的漱口方式吗？有效的漱口方法能提高口腔的清洁度，保持口腔清洁卫生，减少细菌、病毒滋生，有效预防口腔感染。

医常识

什么时候需要漱口

晨起、进食前、进食后、睡前漱口。

医学角

漱口真的漱对了吗

漱口的方法应遵循：一含、二漱、三分钟。

医识库

让我看看你漱口的效果吧

1. 一含　将20毫升漱口水含于口中。

2. 二漱　鼓腮连续10次，使漱口液充分冲击两侧颊部和两侧牙齿缝隙。

（1）把舌头当作一个软毛牙刷，舌尖反复舔舐两侧颊部，有顺序地逐个舔舐牙齿和上腭、口腔底部前端。

（2）张口仰头含漱，通过液体振荡冲刷颊部、口腔底部、咽部扁桃体等隐蔽处。

3. 三分钟　按上述步骤反复多次进行，持续三分钟。

第 4 节　选择适合的漱口液

坚持漱口是在造血干细胞移植期间，预防口腔黏膜炎的重要措施！

漱口是直接使用清水，还是选择相关漱口产品辅助进行呢？为什么建议大家在漱口时辅助使用相关漱口产品呢？漱口产品该如何选择？

一般来说，清水漱口并不能有效清洁口腔，只能清除口腔异物和残渣。口腔医生建议，在漱口的同时配合使用相关辅助性漱口产品，帮助将口腔彻底清洁干净。

医常识

漱口的意义

造血干细胞移植（HSCT）患者常出现口腔黏膜炎这一潜在并发症，发生率高达 75% ~ 100%。口腔黏膜炎多在造血干细胞移植 2 周后发病，于移植后粒细胞开始恢复时逐渐缓解。若不注重口腔局部护理与清洁，口腔黏膜炎的好转会延迟，口腔糜烂、溃疡加剧，需氧菌与厌氧菌大量繁殖，合并病毒、霉菌感染，进而引发菌血症或败血症，严重时可致全身感染，导致移植失败。所以，漱口对降低造血干细胞移植患者口腔黏膜炎的发生率意义重大。

医学角

漱口液的选择

1. 外用盐　可去除口腔内的食物残渣。三餐前后使用，有效期为 3 天。

2. 碳酸氢钠　属碱性药剂，用于真菌感染。能抑制口腔内残存食物发酵产生酸性物质腐蚀牙齿，可减少致病菌的产生。

3. 西吡氯铵　对多种口腔致病菌和非致病菌有抑制和杀灭作用。含漱后能减少或抑制牙菌斑的形成，具有保持口腔清洁、清除口腔异味的作用。

4. 复方氯己定　为广谱杀菌剂。当喉咙不适时，可采取仰头含漱的方式，使药液直接接触喉咙，可减少不适感。餐后，每日最多3次，有效期为30天。

5. 牙龈冲洗器　用于各种口腔急慢性炎症，如牙周炎、牙龈炎、口腔溃疡、咽部肿痛以及接受放化疗后的患者。每日3或4次。

6. 两性霉素B　对隐球菌、球孢子菌、芽生菌、孢子丝菌、念珠菌、毛霉菌、曲霉菌等引起的口腔感染具有预防和治疗作用。需要避光保存，建议在两餐之间使用，药品开启后有效期为3天。

7. 亚叶酸钙　供甲氨蝶呤化疗患者使用，漱2口，咽1口。可预防食管黏膜溃疡。避光保存，有效期为1天。

8. 巨噬细胞　促进髓样干细胞向中性粒细胞、巨噬细胞和嗜酸性粒细胞生长发育，进而提升机体抗肿瘤与抗感染的免疫能力。同时，它在治疗溃疡方面颇具成效，可加速创面愈合，并缓解疼痛症状。

医研汇

口腔低温治疗

在过去几年中，科学研究已经有充分数据发现，在放化疗中使用冷疗法的好处。口含冰块可以显著减少口腔黏膜炎的发生率、降低其严重程度、缩短恢复所需时间。这是因为在化疗给药期间吃冰的食物，能降低口腔温度，使口腔血管收缩，减少了含有化疗药物的血液进入口腔，减少药物对口腔黏膜细胞的副作用，从而帮助降低口腔黏膜炎的发生以及严重程度。

什么时候含冰块

在注射化疗药物或接受放疗期间持续含冰块。建议从药物注射前5分钟开始，含服30分钟至2小时，或贯穿整个化疗药物注射过程。

怎么含冰块

一定要慢，在嘴里多含一会儿，让冰在嘴里融化。

第四章 远离皮肤感染

第 1 节　肛周护理的重要性

肛周感染是血液病患者常见的感染部位之一。一旦发生肛周感染，一方面会增加患者痛苦和经济负担，另一方面还会影响治疗效果，严重者会导致死亡。下面我们来聊一聊血液病患者为什么容易出现肛周感染？又该如何保护好肛周不被感染呢？

医常识

血液病患者发生肛周感染的原因

1. 机体免疫功能低下　血液病患者由于恶性肿瘤细胞的大量增殖等原因，导致自身免疫系统受损；化疗药物、免疫抑制剂等所致的骨髓抑制，可引起粒细胞缺乏，从而引发或加重肛周感染。

2. 化疗药物的副反应　血液病患者往往需要化学药物治疗，化疗药物容易造成患者胃肠道黏膜受损，而且会出现消化道功能异常，腹泻、便秘等均易引起肛周感染。

3. 自身因素　肛周由于周围透气性差、湿度大，有利于细菌生长，如果患者既往有痔疮、肛裂、肛周脓肿等肛周疾病或没有养成良好的个人卫生习惯，便后不清洗肛周皮肤等，就会增加感染的可能性。

4. 排便规律的变化　血液病患者因化疗药物毒副反应大、饮食紊乱或饮食不合理、卧床时间长、活动减少、胃肠蠕动减慢、摄入食物及水分减少，加上排便习惯及姿势的改变，容易造成便秘，习惯性便秘史是发生肛周感染的基础。

肛周感染会有哪些症状

1. 轻度感染　肛周皮肤干裂，局部出现红、肿、热、痛或硬结，排便时症状明显，并且伴有皮肤温度升高。

2. 中度感染　肛周部位出现明显红、肿、热、痛或硬结，局部皮肤呈现波动感，伴有脓肿形成。

3. 重度感染　肛周深部组织破溃，形成较大感染创面，严重者可形成肛瘘，伴有出血，有坏死组织及脓性分泌物形成。

医学角

如何预防肛周感染

肛周感染重在预防。

在日常生活中，要注意饮食调节，适量活动，养成良好的饮食习惯，进食干净、卫生、易消化、富含维生素及粗纤维的食物，少食多餐，避免饮食不洁所致的肠道感染。另外，还要养成良好的卫生习惯，注意局部护理，定时排便。便后应用柔软的卫生纸或湿巾轻擦，清洗会阴及肛周皮肤，保持肛周清洁干燥。若患者便秘时，不能过度用力排便，以免损伤肛周黏膜。出现便秘应及时就医，在医生指导下使用通便药物等。

医识库

肛门解剖结构的特殊性

肛周皮肤含有丰富的皮脂腺和汗腺，局部容易潮湿，而且肛门括约肌有很多的皱褶、肛窦开口向上都容易积存粪便和分泌物，利于细菌生长繁殖，尤其在女性月经期更易引发感染。

肛门周围存在丰富的淋巴组织，使得一旦发生感染，会在间隙内形成脓肿并蔓延和扩散，导致肛周脓肿，甚至全身感染。血液病患者由于免疫力差，防御外来侵袭的能力减退，更容易发生严重的肛周感染。

第 2 节　皮肤是最大的保护伞

医常识

皮肤的结构

正常人皮肤结构可大致分为三层：表皮、真皮和皮下组织。皮肤的最外层是表皮，主要组成成分是角质细胞，还包含产生黑色素、决定肤色的黑色素细胞，参与免疫反应的朗格汉斯细胞等。位于表皮下方的是真皮层，主要由胶原蛋白、弹性纤维和血管等组成，以保持皮肤的弹性、强度和柔韧性。真皮层有丰富的神经末梢、毛囊和皮脂腺等。皮肤的最底层是皮下组织，主要由脂肪组成，起到隔热、保护内脏器官和提供缓冲的作用。

医学角

皮肤的功能

皮肤是人体最大的器官，覆盖着整个体表，具有以下重要功能。

1. 屏障功能 皮肤是人体的天然屏障，一方面能为体内的组织和器官免受外界环境中机械、物理、化学等有害因素的侵袭，提供重要的保护作用，另一方面还可以阻止体内水分、电解质及各种营养物质的丢失。

2. 吸收功能 皮肤能够通过角质层、毛囊、皮脂腺、汗腺等来吸收外界的营养物质、水分和药物等。

3. 感觉功能 皮肤上分布着丰富的神经，为人体提供痛觉、触觉、温觉等感觉。

4. 分泌和排泄功能 皮肤的汗腺和皮脂腺能够分泌和排泄汗液及皮脂，防止皮肤干裂，并排泄体内的代谢产物。

5. 体温调节功能 当外界温度发生变化时，皮肤可以通过温度感受器，向中枢神经系统传送环境温度的信息，通过调节血液循环、毛孔收缩和舒张、汗液蒸发等方式对体温进行调节，是皮肤的重要功能。

6. 代谢功能 皮肤参与糖、蛋白质、脂类、水和电解质等物质的代谢，维持内环境的稳定。

7. 免疫功能 皮肤也是一个重要的免疫器官，通过免疫细胞和免疫分子参与身体的免疫活动。

医识库

人体皮肤的面积和重量是多少人体皮肤面积如何计算

正常成人皮肤的总面积为 1.5 ~ 2.0 平方米，其大小是与我们的身高、体重成正比的，但不包括皮下组织。皮肤总重量占人体体重的 14% ~ 16%。

身体各部位的皮肤占全身皮肤的比例：头（包括头面和颈部）占 9%；双上肢（包括上臂、前臂、手）占 18%，其中双手占 5%，双前臂占 6%，双上臂占 7%；躯干部（包括前后和会阴部）占 27%；双下肢（包括大小腿、足和臀部）占 46%，其中双大腿占 21%，双小腿占 13%，臀部占 5%，双足占 7%。

第 3 节　在肢体肿胀时怎么保护皮肤黏膜

居家期间特别是长期卧床的病友需要关注肢体的情况，观察有没有肢体肿胀的情况。如果发生肢体肿胀，一定要做好皮肤护理，避免引起皮肤破溃或感染。

医常识

血液病患者发生肢体肿胀的原因

引起肢体肿胀的原因有很多，血液病患者出现肢体肿胀常见于以下情况：血友病、血小板减少等出血性疾病自发或继发引起皮肤、关节等局部的肢体肿胀；合并感染、下肢深静脉血栓、上肢 PICC 导管相关血栓、外伤等引起的局部肢体肿胀；合并低蛋白血症、心功能减退、肾功能减退等会出现全身肿胀。

肢体肿胀时有哪些临床表现，如何区分其严重程度

肢体肿胀时主要临床表现为患肢皮肤的周径增大，局部体液增多，皮肤发亮、紧张，如果肿胀程度显著则可能出现水疱，对静脉回流造成阻碍，使肿胀程度加重，进而形成恶性循环。

肢体肿胀的严重程度根据其临床表现可以分为 4 度：肢体无肿胀，与正常肢体相比无异常改变为 0 度；肿胀肢体较正常部位的肢体皮肤肿胀明显，但仍然存在皮纹为 1 度；肿胀肢体较正常肢体的皮肤肿胀，而且肢体肿胀部位的皮纹消失为 2 度；肢体肿胀部位的皮温消失，而且出现散在分布的张力水疱，局部疼痛比较明显为 3 度。

肢体出现肿胀需要去医院就诊吗

发现肢体肿胀要及时和主管医生联系，分析肿胀原因，进行相应处理。一般轻度水肿在经过抬高肢体、限制饮食含盐量，积极消除原发病及充分休息之后会有所缓解，但是如果出现肿胀加重、大面积的、全身性的肢体肿胀、肿胀肢体皮肤出现水疱、破溃等情况，应该及时到医院就医，以查明病因，进行治疗。

出现以下情况要及时到急诊就诊，必要时立即拨打急救电话。

1. 长期卧床的患者突然发生胸闷憋气、呼吸困难、剧烈胸痛、意识障碍等症状，需要警惕发生急性肺栓塞。

2. 出现严重呼吸困难，不能平卧，面部及口唇、四肢末梢发绀，尿量减少，伴心慌、下肢肿胀、咳粉红色泡沫样痰等症状，要警惕发生急性心力衰竭。

3. 出现其他破溃、出血等危急情况。

医学角

肢体肿胀时如何做好皮肤护理

1. 肢体发生肿胀时可以抬高肿胀的肢体，促进静脉回流，减轻肢体肿胀程度和充血。

2. 经过医生判断，发生肿胀的肢体排除了血栓的形成，要适度进行肢体活动，不宜久坐久卧，以便促进血液循环，在保证皮肤不会破溃的情况下进行适度按摩。长期卧床时也应该每天在床上进行肢体锻炼，尤其是下肢，推荐进行踝泵运动，可以有效消肿并预防下肢血栓形成。

3. 每天注意观察 24 小时的出入量是否平衡，如果出量明显少于入量，需要及时与医生联系进行处理。如果应用利尿剂，要多补充含钾丰富的食物，如橙汁、香蕉等。利尿剂最好在早晨或日间给药，避免夜间排尿过多，影响休息。

4. 加强皮肤护理，床铺保持清洁平整，床垫软硬适宜。穿宽松柔软的衣裤，袜子口也要宽松。不要用力搔抓皮肤，保持皮肤清洁，适当涂抹润肤剂。

5. 长期卧床的患者要勤翻身，一般不超过 2 小时翻身一次，家属协助翻身时要注意保护患者皮肤，不可拖拉硬拽，避免造成皮肤破溃损伤。

6. 加强营养，平时注意进食清洁饮食，如果食欲较差或有口腔黏膜炎进食困难等问题，要每日少量多餐，保证营养的供给。

7. 保持良好的心态，积极配合治疗，有助于疾病康复。

医识库

什么是踝泵运动

踝泵运动是指人的踝关节进行的主动或被动的屈伸和环转运动，分为屈伸和绕环两组动作，是一种可以缓解肢体肿胀的有效方法。该运动可以促进下肢血液循环，帮助减轻肿胀，改善下肢水肿症状。通过对足部的活动，踝泵运动能够使小腿部位的肌肉收缩，促进血管内的血液返回心脏，减少下肢的血液淤积，从而缓解肿胀症状。

如何做踝泵运动

做踝泵运动时需要躺在床上，下肢伸展，大腿放松，具体方法如下。

1. 踝关节屈伸运动 在无痛感或微微疼痛的范围内，最大程度地向上勾脚尖，让脚尖朝向自己，保持 3 ~ 5 秒，再最大程度向下绷脚尖，保持 3 ~ 5 秒。

2. 踝关节环绕运动 以踝关节为中心做 360° 环绕。

以上动作为一组，双腿可交替或同时进行，每天 3 或 4 次，每次 20 ~ 30 组。运动频次可根据自己的活动耐受能力进行适当调整。

第 4 节 皮肤发现红点、瘀斑怎么办

医常识

皮肤出现红点、瘀斑的原因

1. 紫癜 由于凝血功能障碍、血管炎症、血管通透性增加等原因导致的皮肤出现小的出血点，通常会扩散到周围组织，从而使皮肤出现瘀斑。

2. 凝血功能异常 血液凝血功能出现问题，注射后可能导致皮肤出

现出血点和瘀斑。凝血功能异常可能由于血小板数量减少、凝血因子缺乏、药物副作用等原因引起。

3. 外伤　碰撞、挤压、挫伤等身体外伤可能会导致皮肤出现红点、瘀斑。

4. 其他疾病　急性白血病、血小板减少性紫癜、再生障碍性贫血、血友病等血液疾病也可能导致身体上出现红点、瘀斑。

医学角

皮肤出现红点、瘀斑该怎么办

1. 注意观察皮肤　观察出现红点、瘀斑的部位，表现形式，进展或消退情况，发现新的红点、瘀斑及时与医生联系。

2. 根据病情，合理安排休息和活动　定期复查血常规，若血小板计数（PLT）$<50\times10^9$/升，应减少活动，增加卧床休息时间。如出现出血或PLT$<20\times10^9$/升，需要绝对卧床休息，家属协助患者做好生活护理，并及时到医院就诊。

3. 合理饮食　鼓励患者进食高蛋白、高维生素、适量纤维、易消化的软食或半流质的食物，禁食过硬、粗糙的食物。

4. 皮肤红点、瘀斑的预防与护理　避免搔抓等人为损伤而导致或加重。①保持床单平整，衣着宽松柔软；②小心活动，避免外伤；③高热患者禁用酒精擦浴降温；④各项护理操作轻柔，尽量减少注射次数，静脉穿刺时避免用力拍打及揉搓局部，止血带结扎时间不宜过长、过紧，拔针后延长按压时间；⑤注射或穿刺部位交替使用，避免局部形成血肿。

如果皮肤出现红点、瘀斑，建议及时就医，以确定病因并进行适当的治疗。

医识库

什么是凝血功能

凝血功能是指血液由流动状态变成不能流动的凝胶状态的一种能力，实质就是血浆中的可溶性纤维蛋白原转变成不溶性的纤维蛋白的功能。狭义上是指机体在血管受损时，机体内的凝血因子按照一定顺序相继激活而生成凝血酶，最终使纤维蛋白原变成纤维蛋白，从而促使血液凝固的能力。广义上的凝血功能还包括血小板的活性。

检测凝血功能常用的指标

临床上医生常通过检测血小板和凝血功能五项指标来了解患者的凝血功能状况，在诊断出血性疾病、血栓性疾病、监测抗凝治疗效果以及评估手术风险等方面具有重要意义。

1. 血小板是血液中的一种有形成分，其功能主要是促进止血和凝血，维护毛细血管壁完整性的功能。血小板数量降低后人体就容易发生出血的情况。此外，根据病情还可以进行血小板聚集功能试验。

2. 凝血功能五项是评估人体血液凝固能力和相关凝血因子状态的重要指标，包括以下几个方面。

（1）活化部分凝血活酶时间（APTT）：正常时间为 32 ~ 43 秒，比正常对照值延长 10 秒以上为异常。反映内源性凝血途径的功能，用于诊断内源性凝血因子缺乏或监测肝素治疗的效果。

（2）血浆凝血酶原时间（PT）：正常时间为 11 ~ 13 秒，比正常对照值延长 3 秒以上为异常，主要是反映外源性凝血途径的功能，用于监测凝血因子Ⅱ、Ⅴ、Ⅶ、Ⅹ的水平，以及抗凝药物的疗效。

（3）血浆凝血酶时间（TT）：正常时间为 16 ~ 18 秒，超过正常对照值 3 秒为异常，主要是监测纤溶活性的指标，反映血液中纤维蛋白原转变为纤维蛋白的速度。

（4）国际标准化比值（INR）：正常值为 1.0 ± 0.1，主要用于监测口服抗凝药物如华法林的剂量以及评估凝血因子合成障碍患者的凝血功能。

（5）血浆纤维蛋白原（FIB）：即凝血因子Ⅰ，正常参考范围是 2 ~ 4 克 / 升，参与血液凝固过程。其水平变化与肝脏疾病、弥散性血管内凝血、血栓性疾病等密切相关。

第五章 血液病患者如何吃

第 1 节 化疗期间的饭有多“难”吃

相信不少正在或经历过化疗的患者，都被恶心、厌食等不良反应“折腾”过。本来胃口还可以，一做完化疗，吃什么都不香，以前爱吃的食物，现在哪怕闻到味道，都会恶心想吐。人是铁，饭是钢，如果不吃食物，对后续的治疗和康复都会有影响。那么，化疗期间为什么不想吃饭呢？又该如何安排一日三餐呢？

医常识

化疗期间为什么不想吃饭

化疗相关性恶心呕吐（chemotherapy-induced nausea and vomiting，CINV）为常见的化疗副作用之一，化疗药物进入人体后，虽然是奔着歼灭肿瘤细胞去的，但所到之处多少会受到些许“牵连”。化疗药物及其代谢产物会刺激消化道黏膜，随即消化道就命令嗜铬细胞悄悄释放致使呕吐发生的罪魁祸首——5- 羟色胺（5-HT），当它找到胃肠道内的固定小伙伴 5- 羟色胺受体时，呕吐便发生了。有些患者会问：“为什么我在化疗开始前就已经开始恶心反胃了呢？”这有可能是部分患者尿液及血液中的 5-HT 含量远远高于正常人，另外化疗所带来的紧张、焦虑等精神心理因素也会直接刺激大脑皮质通路导致恶心呕吐，某些声音、画面或某种气味等引发的条件反射也是造成恶心呕吐的原因之一。

医学角

化疗期间该怎么吃——少食多餐添胃口

1. 饮食口诀——三高一多、少量多餐 “三高”即摄入高热量（主要是指摄入谷物类食物，如大米、面、杂粮等），高蛋白（主要从禽、蛋、鱼、奶、豆制品中获取），高维生素（主要从蔬菜水果中获取）的食物。“一多”指尽可能地多饮水。同时在食物的选择上忌食辛辣、刺激、油腻、油炸食品，少食生冷、质地偏硬的食物。化疗期间少食多餐，每日可 5 ~ 6 餐，避免空腹或腹胀以及勉强吃喝压住恶心呕吐的做法。

2. 用餐安排

（1）化疗期间早餐应进食清淡的食物，量取平时的一半，以化疗前后 1 ~ 2 小时避免饮食为原则，估算吃早餐的时间，最好在化疗前 3 小时完成进食，这样食物可基本消化排空，有效减轻化疗所致的呕吐症状。由于化疗患者胃肠道功能低下，所以建议早餐吃鸡蛋羹，加上一块小发糕或一个包子，再来一碗五谷杂粮粥或一杯牛奶，这是营养丰富且易消化的早餐。

（2）午餐对于化疗患者来说，荤素搭配，营养丰富最为重要。对于消化不是特别好的患者，可以吃一碗面条，蔬菜水果打成泥，加热后食用，吃大约 100 克鱼、虾、瘦肉（尿酸高患者除外）等，以保证提供骨髓造血恢复所需的原料。

（3）化疗及疾病给患者带来双重消耗，晚餐应注重营养清淡，做到少吃且要保证营养的摄入是一个难题。建议晚餐喝肉末粥，同时辅以蔬菜、肉、鱼等佐食小菜。

（4）加餐应在保证足够主食的基础上，在两餐之间吃零食，睡前加餐。健康零食包括坚果、水果、酸奶、胡萝卜和花生酱面包片等；需要卧床的患者，食物应当放在触手可及的地方。

第 2 节　骨髓抑制期一定要忌口吗

血液病患者最为关注的就是自己的血象变化，在发现红细胞、白细胞、血小板下降的时候，很多患者会问为什么放化疗期间白细胞会下降？有什么方法可以升高白细胞吗？血细胞低该吃些什么？接下来就让我们聊一聊这个时期的饮食要求。

医常识

骨髓抑制是怎么发生的

众所周知，化疗是抗肿瘤治疗的主要方式之一，化疗药物虽然可以通过杀灭体内快速增长的细胞发挥抗肿瘤作用，但其在发挥作用的时候大多没有指向性，本着“宁可错杀一千，不能放过一个”的原则，其在杀死肿瘤细胞的同时，也会杀死机体内增殖较快的细胞，骨髓里的干细胞就好比造血的种子，作为血细胞的前体它始终处于快速增殖分裂的状态，因此化疗过程中较易受到化疗药物的无差别攻击，进而出现以白细胞、红细胞、血小板生成减少为主要血象表现的骨髓抑制。

骨髓抑制期会出现什么症状

在疾病知识篇中，我们已经了解到红细胞、白细胞、血小板是如何由造血干细胞分化而来并发挥各自作用的，那么自然我们也就能理解骨髓抑制期人体的主要症状了。白细胞是身体内的“卫士”，主要功能就是抵御感染，因此骨髓抑制期白细胞降低，也就是身体中的抗感染卫士减少，感染发生率会升高，感染后常见症状为发热、咽痛、咳嗽等。红细胞作为运送氧气的快递员，其减少会导致贫血，常见症状是乏力、头晕，重度贫血时可能会出现皮肤苍白、胸闷气促等。当血小板减少时，磕碰之后身体容易出现瘀斑，刷牙时可能会引起牙龈出血，出现无明显原因的鼻出血，严重的时候可能会出现血尿、血便。

医学角

骨髓抑制期饮食注意什么

骨髓是人体的造血组织。造血能力的强弱取决于造血干细胞和造血微环境。我们把造血干细胞比作种子，造血微环境比作土壤。只有种子和土壤都健康，才能生长出成熟的红细胞、白细胞、血小板。因此，骨髓抑制期血液病患者需要科学、充足的营养。

1. 骨髓抑制期白细胞降低的患者，一定要保障食品安全，防止肠源性感染。所有食材彻底加热、制熟，尤其肉、鱼、蛋类；食物常温放置不超过 1 小时；生熟分开，避免交叉感染；餐厨用具需要清洁消毒。可多食优质蛋白质食物，如牛肉、鸡肉、鱼肉等，以及含高分子多糖体的食物，如香菇、银耳、木耳等，增加白细胞数量，在提高机体免疫力的同时，减少放化疗反应和炎症反应。

2. 骨髓抑制期红细胞降低的患者，可以在饮食中添加动物内脏、瘦肉、红枣、枸杞、花生衣等，同时增加铁、维生素 E、叶酸、甲钴胺（内源性维生素 B_{12}）等参与造血维生素的摄入，改善贫血。其中，猪肝是蛋白质和铁含量都比较高的绝佳贫血食疗选择。

3. 骨髓抑制期血小板降低的患者，应防止受伤，减少皮肤黏膜破损的机会，避免掏鼻挖耳、用硬毛牙刷刷牙。可进食温热的食物，避免进食粗糙、生硬的食物，减少食管损伤出血。避免增加腹压的动作，注意通便和镇咳，以免出现肠道肛门出血。如出现鼻出血、颅内出血、月经淋漓不尽的情况，需要及时就医。

医识库

骨髓抑制是指患者在使用抗肿瘤化学药物灭杀肿瘤细胞时，同时也造成骨髓中幼稚的造血细胞损伤的一种病症。常表现为白细胞减少，尤其是中性粒细胞减少，继而表现为血小板减少，严重者出现全血细胞减少。因粒细胞平均生存时间最短，为 6 ~ 8 个小时，因此，骨髓抑制常最先表现为白细胞下降，其受化疗影响明显，在化疗后 7 天开始下降，在 10 ~ 14 天达到最低点。血小板平均生存时间为 5 ~ 7 天，在化疗后 10 ~ 14 天达到最低点。红细胞平均生存时间为 120 天，受化疗影响较小，与白细胞和血小板相比，下降通常不明显。

第 3 节　缺铁性贫血患者怎么吃“铁”

很多人患了缺铁性贫血不以为然，按照“吃什么补什么”的说法，寄希望于炒菜的铁锅，然而这并不能达到补铁的目的。究竟缺铁性贫血是如何发生的？怎样才能科学补铁呢？下面就让我们一起揭开铁和血液的关系，科学补铁，吃出好气色。

医常识

铁在血液里是什么角色——铁和血的渊源

血液里的红细胞主要成分是血红蛋白，铁作为合成血红蛋白的关键元素，就好比“携氧瓶”，是红细胞携带氧气的关键部位。因此，没有铁，既不能合成血红蛋白，也不能运送氧气。好在我们的人体是懂得循环利用的，因此一般每天从食物中补充1毫克左右的铁就可以了。既然如此，那为什么还会发生缺铁性贫血呢？

缺铁性贫血是如何发生的——注意“一丢二缺”

1. “一丢”　指慢性长期铁丢失而得不到纠正造成缺铁性贫血，如慢性胃肠道失血、月经量过多、咯血和肺泡出血、血红蛋白尿等。

2. “二缺”　有一种铁缺失是相对而言的，即有些人群的需铁量会相对增加，比如婴幼儿成长需铁量较多，青少年偏食易缺铁，妊娠和哺乳期妇女孕育需铁量增加，若不补充高铁食物，易造成缺铁性贫血。另外一种铁缺失是铁的吸收出现了问题，常见于胃大部切除术后，胃酸分泌不足且食物快速进入空肠，越过铁的主要吸收部位（十二指肠），使铁吸收减少。

医学角

“三高一限”，科学补铁——吃出好气色

“三高”指摄入高铁、高蛋白、高维生素C食物。那么，含铁多的食物又该选择哪种呢？当然是选择高效补铁小能手了。根据铁被人体吸收利用的情况，血红素铁有高达40%的吸收率，其主要存在于瘦肉类、动物肝脏及血中，而非血红素铁的吸收利用率小于10%，主要存在于植物性食物中，如谷类、豆类等。蛋白质是合成血红蛋白的原料，可选用瘦肉类、鱼类、虾类、鸡蛋、奶及豆制品等富含优质蛋白质的食物。对于吃“铁”不少但血色素升不上去的患者，可能是铁的吸收出现了问题，要多吃富含维生素C的新鲜水果和蔬菜，如猕猴桃、柑橘、西蓝花等，同时要限制咖啡和浓茶的摄入，以防其中的鞣酸影响食物中铁的吸收。

医知角

缺铁性贫血是一种较常见的营养缺乏疾病，主要是由于铁摄入不足或丢失过多致使血清铁明显减少、贮存铁极度减少、血红蛋白和红细胞出现不同程度降低所引起的一种贫血。表现为面色苍白、倦怠无力、头晕心悸、食欲减退等症状。

缺铁性贫血分为三个阶段，第一阶段是铁减少期，此时储存铁耗竭，血清铁蛋白浓度下降。第二阶段是红细胞生成缺铁期，运铁蛋白饱和度下降，上述两个阶段的外在表现皆是食欲下降、头晕、易疲劳、注意力不集中。第三阶段是贫血期，血红蛋白和红细胞压积下降，出现面色萎黄，头晕眼花，指甲变薄、变脆易裂和变形，毛发干枯易脱等贫血症状。

第 4 节　过敏性紫癜患者的饮食指导有何不同

很多人认为过敏性紫癜是过敏性疾病，加上过敏原千奇百怪，所以患上过敏性紫癜就等于进入“防不胜防”的世界，天天这也不敢吃，那也不敢摸。究竟过敏性紫癜和过敏是什么关系？得了过敏性紫癜还能吃什么呢？

医常识

过敏性疾病和过敏性紫癜是父与子的关系吗

过敏性疾病跟过敏性紫癜完全是两回事，从病因上来说，过敏性紫癜除了与食物过敏、药物过敏、花粉过敏、寒冷刺激、昆虫咬伤等过敏原有关外，感染是其发病最为常见的诱因，但这可跟过敏性疾病的发生没有关系。另外，从发病机制和免疫机制来说，过敏是Ⅰ型变态反应、Ⅳ型变态反应，接触过敏原后主要产生的抗体是 IgE 和 IgG。而过敏性紫癜属于自身免疫变态反应，主要产生 IgA 抗体。反应在我们身上，过敏主要表现为全身皮肤潮红、鼻塞、打喷嚏、哮喘、腹痛、腹泻等；过敏性紫癜会让皮肤出现紫红色的出血点或斑块、关节肿痛、胃肠道出血、血尿、蛋白尿等。

医学角

过敏性紫癜患者该怎么吃——饮食管理别马虎

过敏性紫癜虽然预后良好，但是饮食管理不当还是很容易复发的。严格的饮食管理能够在过敏性紫癜的治疗中起到事半功倍的效果。如果过敏性紫癜是由食物过敏引起的，那么首先应尽量设法确定是哪种食物并严格禁食，不擅自加餐，以免发生消化道出血。其次，要忌食辛辣、刺激性的食物，忌食鱼、虾、蛋、牛奶、海鲜类食品及其加工品，不吃反季节食品，少量多餐，过敏原不明者不吃未吃过的食物。再次，高维生素食品，尤其富含维生素 C 的食物对于维持血管正常功能有重要作用，如绿叶蔬菜、苹果等，忌食生冷水果，慎吃南方水果，如菠萝、龙眼、荔枝等；慎吃韭菜、大蒜、蘑菇、毛笋、莴笋、葱、香菜等辛香蔬菜，荠菜之类的野菜也要慎用。对有消化道症状的患者，腹痛较重或粪便隐血阳性者可根据病情给予流质或半流质饮食（少量多餐），消化道有明显出血者应禁食。对有肾脏损害者，应低盐饮食（每天食盐量控制在 2 克以内）。

医知角

过敏性紫癜是一种侵犯皮肤和其他器官细小动脉和毛细血管的过敏性血管炎，发病原因可能是病原体感染、某些药物作用、过敏等致使体内形成 IgA 类循环免疫复合物，沉积于真皮上层毛细血管引起血管炎。主要表现为紫癜、腹痛、关节痛和肾损害，但血小板不减少。本病是儿童时期最常见的一种血管炎，多发于学龄期儿童，常见发病年龄为 7 ~ 14 岁，男孩多于女孩。

第六章 血液病患者如何运动

第 1 节 贫血患者怎样合理活动

有些贫血患者在活动后会感到心慌、气短，甚至出现头晕、眼花、耳鸣的症状，于是就卧床休息不敢活动了。那么，贫血以后为什么会出现活动后不适？究竟能不能活动？又该怎样活动呢？让我们一同探究贫血与活动如何实现平衡。

医常识

贫血是怎么回事，为什么会影响活动

人体血液成分中的血红蛋白具有运输氧气的作用，贫血是血液中的血红蛋白容量减少，低于正常范围，导致血液运输氧气的能力下降，从而引起全身组织器官缺氧的一类临床综合征。

贫血患者的血液携带氧的能力下降，而人体在活动时会增加氧气消耗，当氧气供应满足不了人体需要时就会发生一系列症状。共同表现有面色苍白、乏力、容易困倦、头晕、头痛、心慌、气短、耳鸣等。

医识库

什么是合理的活动

1. 贫血患者由于容易出现头晕等症状，所以是跌倒的高危人群，活动中要预防跌倒。起床和改变身体姿势的时候注意动作要缓慢，起床一定遵循起床三步曲。

2. 针对不同程度的贫血，医生对患者的活动要求是不同的。

（1）轻度贫血患者：活动上不需要太多限制，注意劳逸结合，避免过度劳累。

（2）中度贫血患者：增加卧床休息的时间，如果病情和体力允许，可以适当缓慢活动，以室内散步为宜，以不加重自觉症状为尺度。活动期间自己可以间断测量脉搏，如果脉搏≥100 次 / 分，或者出现明显的心慌、气短，应立刻停止活动。

（3）重度贫血患者：一般缺氧症状明显，应尽量卧床休息。采用舒适的卧位（如半坐卧位），可以缓解患者的呼吸困难等缺氧症状，等病情好转后逐渐增加活动量。

（4）极重度贫血患者：应该绝对卧床休息。

第 2 节　脾切除后多久能运动

脾切除术广泛应用于脾外伤、脾局部感染、良性或恶性肿瘤、各种原因导致的脾功能亢进、溶血性贫血等。脾切除术后患者的免疫系统受到一定影响，可能出现抵抗力下降，因此术后身体恢复后应积极锻炼身体，以增强机体抵抗力。那么，脾切除术后多久就可以运动呢？

医常识

脾切除对身体的影响

脾脏是人体的重要免疫器官，虽然随着年龄增长，脾脏免疫功能也会逐渐下降，但因各种疾病进行脾脏手术切除后，患者的免疫功能仍会受到一定影响。尤其在术后 1 年内，容易发生有荚膜的细菌，如脑膜炎球菌、肺炎球菌等导致的严重感染，有条件者建议接种脑膜炎球菌疫苗和肺炎球菌疫苗。脾切除术后通过一段时间的调整，机体的免疫功能会得到一定恢复，脾脏的部分免疫功能会逐步被其他免疫器官所代偿，因此总体上不影响人的寿命。

此外，脾脏还是人体血液储存的仓库，脾脏切除后会降低人对失血的承受力。

医学角

脾切除术后的注意事项

脾切除术后，身体内血小板数量会上升，导致机体处于高凝状态，很容易形成静脉血栓。所以术后应该密切监测血小板，必要时服用抗血小板药物。同时早期活动是必要的，对于预防静脉血栓非常重要。

医识库

脾切除术后多久可以运动

开腹手术 1 ~ 3 天可在医护人员的帮助下练习下床活动，腹腔镜手术 24 小时后可下床活动，然后逐渐增加活动量，减少肠粘连，促进胃肠蠕动。在床上活动时，患者可进行踝泵运动和股四头肌运动，预防下肢静脉血栓的形成。

腹腔镜手术患者腹带应继续妥善束扎至术后 2 周。如切口愈合良好，一般拆线 10 天后可以淋浴，术后 6 周活动可基本恢复正常。

术后早期容易疲劳，适量活动（如散步）可帮助体力恢复和改善疲劳症状。逐步增加活动量，锻炼不能过度，一旦出现头晕、心慌、出汗等症状，应卧床休息。注意规律的生活和作息，保证充足休息和睡眠。避免过重的体力劳动和过度活动，在进行其他更剧烈的运动之前请咨询医生。

全脾切除后尚需继续休息 1 ~ 2 个月，待体力恢复后再恢复原工作。

第 3 节　血友病患者如何保护下肢关节

血友病是一种遗传性疾病，会引起身体凝血因子缺乏，最常受影响的是膝关节，可能导致关节反复出血，患者逐渐出现关节活动障碍甚至致残，影响正常生活。有没有合适的办法避免或者预防下肢关节损伤呢？下面我们就来谈谈如何保护下肢关节。

医常识

什么是血友病性关节病

血友病性关节病是指由于反复关节出血导致关节功能受损或关节畸形，是血友病患者常见的严重并发症。为保护关节和避免残疾，需要立即开始有效的三级预防治疗和多学科治疗。在患者保持一定的凝血因子Ⅷ浓度的情况下，进行正规的物理治疗和康复训练，同时需要定期评估关节结构（X线片、磁共振成像、超声检查）和功能。可适当地使用镇痛药减轻疼痛，并根据关节病变的情况开展滑膜切除、关节置换等矫形手术。

医学角

什么是血友病的预防治疗，对患者有什么好处

预防治疗是指为了防止出血而定期给予的规律性替代治疗。从临床治疗的角度来看，规律性替代治疗（即预防治疗）可以降低患者出血风险，维持正常关节和肌肉功能，预防关节病变。因此，《血友病治疗中国指南》建议血友病患儿尽早接受预防治疗，重型血友病患儿应在3岁前开始预防治疗，且一旦发生危及生命的出血，应立即开始预防治疗。血友病需要终身预防治疗，通过合理、正确的预防治疗，或出血后及时的替代治疗，避免出血以及出血造成的关节损伤及残疾等，使患者可以正常生活。

医识库

如何保护下肢关节

在预防治疗的同时，建议患者在非出血期进行适当的、安全的有氧运动（如游泳、功率车、慢跑、快走等），配合适宜负荷的抗阻力训练和自我拉伸，可以预防和减少出血的反复发生。

出血时处理要遵循：患肢制动、休息、冷敷、压迫、抬高5个方面。肌肉和关节出血时，及时使用夹板、模具、拐杖或轮椅制动，可以使出血的肌肉和关节处于休息体位，使用冰块或冷敷可有效减轻炎症反应。建议每4～6小时冰敷1次，每次5～10分钟（不超过10分钟），直到肿

胀和疼痛减轻。

另外，患者可以找专业培训的康复医师 / 治疗师进行评估，包括肢体功能、个体活动性和社会参与能力等方面。根据评估结果，在医生的指导下进行康复训练，预防、减轻、减少肌肉关节的功能障碍，提升日常活动能力和生活质量。

第 4 节　血小板低下时能活动吗

对于血小板减少的患者而言，止血和凝血功能出现异常容易出血，日常生活和娱乐互动受到限制，但血小板减少的患者并非如此脆弱，有些运动方式还是可以的。下面就给大家介绍血小板低下怎么活动。

医常识

血小板减少会有什么危害

1. 黏膜出血　血小板减少使毛细血管的脆性增加，容易引起出血，如女性月经量过多、鼻出血、牙龈出血或严重便血、尿血等全身性出血症状。

2. 出血不止　血液无法聚集成血栓，因无法释放具有收缩血管作用的物质从而导致血液无法凝固。

3. 内出血　引起消化道大量出血，甚至引发颅内出血，严重者可危及生命。

医学角

血小板数值的解读，血小板减少就一定会出血吗

血小板减少不一定会出血。这主要取决于两个方面，一是血小板减少的程度；二是个体差异。

正常人血小板数量为（100 ~ 300）× 10^9/ 升。

血小板轻度减少到（50 ~ 100）× 10^9/ 升，大多不表现出自发性出血。

血小板中度减少到（20 ~ 50）× 10^9/ 升，可有轻度自发性出血，如皮肤黏膜出血点，创伤后出血不易止住、女性月经量增多等。

重度血小板减少到 20×10^9/ 升以下，甚至可能出现颅内出血、消化道大出血等危及生命的并发症。

医识库

血小板低下时可以活动吗

1. 一般血小板计数为 50×10^9/ 升以上，日常生活从事轻体力活动，不进行竞技、对抗性体育运动，基本不会发生自发性出血。可以根据自身情况适当参加一些慢运动的体育锻炼，如慢跑、散步、打太极等，可以帮助患者增强体质，增加对疾病的抵抗力。

2. 一般血小板计数在（20 ~ 50）$\times10^9$/ 升，伴有皮肤出血点、尿血、便血、鼻出血者，建议床旁活动，增加卧床休息时间，保持大便通畅，情绪稳定，避免磕碰、剧烈活动、用力大便、咳嗽和用力擤鼻子，以防有鼻腔或颅内出血的危险。

3. 一般血小板计数在 20×10^9/ 升以下，建议绝对卧床休息，必须下地活动时动作要轻柔，避免磕碰、跌倒的发生。

第七章 血液病患者如何用药

第1节 关于化疗药物的那些事儿

化疗药物是治疗血液病最为常见的药物。在治疗过程中，化疗药物品种较多，下面就让我们一起来认识一下充满神秘感的化疗药物。

医前沿

什么是化疗药物——见证“神药”的力量

化疗药物是一种治疗肿瘤的药物，它就像奥特曼，能够打倒隐藏在白血病患者体内的“小怪兽”。这些药物能作用在“小怪兽”生长繁殖的不同地方，最终达到抑制和消灭的作用。

按照化疗药物作用的分子靶点可以分为六大类，包括烷化剂、抗代谢类药、抗肿瘤抗生素、植物来源的抗肿瘤药及其衍生物、抗肿瘤激素类及其他抗肿瘤药及辅助治疗药。同时，还可以根据细胞周期将化疗药物分为非特异性和特异性。非特异性药物的作用特点属于剂量依赖性，以大剂量冲击治疗为主，而特异性药物的作用特点是时间依赖性，以小剂量持续给药为主。因此，每种治疗方案最终都是根据药物的作用特点将多种化疗药物结合而形成的。目前，化疗药物常见的给药途径可分为全身给药（口服给药、皮下给药、肌内给药、静脉注射给药）和局部给药（动脉给药、体腔内给药、鞘内给药）。

抗肿瘤药分类

分类	具体代表药物
烷化剂	环磷酰胺、异环磷酰胺、尼莫司汀、氮芥等

续表

分类	具体代表药物
抗代谢类药	甲氨蝶呤、氟尿嘧啶、阿糖胞苷、吉西他滨、卡培他滨等
抗肿瘤抗生素	柔红霉素、多柔比星、博来霉素、米托蒽醌等
植物碱类	长春新碱、依托泊苷、多西他赛等
抗肿瘤激素类	地塞米松、泼尼松、他昔莫芬、比卡鲁胺、戈舍瑞林等
其他抗肿瘤药及辅助治疗药	顺铂、奥沙利铂等

医研汇

化疗药物的安全管理——共同守护化疗家园

化疗是利用化学药物抑制或者杀灭肿瘤细胞的治疗。化疗药物具有细胞毒性，不仅能消灭肿瘤细胞，也能杀死正常的细胞，会给人体的健康带来伤害。因此，不管是静脉化疗药物，还是口服化疗药物都需要做好用药的安全防护。

在住院化疗期间，护士会对患者进行用药管理，包括评估健康状况、配液中心配液、预处理给予抗过敏药物等。用药过程中，尽量保持卧位，不要随意牵拉输液器，更不要随意调节输液速度，以保证用药安全和治疗效果。因口服化疗药物具有安全、经济、便捷等特点，成功实现了患者居家化疗的愿望。但是，在居家服用化疗药物期间，一定要严格遵照医嘱，切勿自行停药或减量，药品的存放要依据说明书储存，单独放在有标识的专用容器内，远离儿童和宠物，避免孕妇接触。服药时要掌握用药时间，避免用手直接接触药物，可使用药杯，整片吞服，不可咀嚼或掰开。若出现漏服情况，请不要惊慌，更不可随意补服药物，记录好漏服次数和剂量，及时联系医生并告知具体情况。对老年人或记忆力差的患者，可使用闹铃、电子设备进行用药提醒。如在服药至停药后 48 小时内要正确处理呕吐物、排泄物，大小便后盖上马桶盖冲水 2 次。

医常识

化疗药物常见不良反应及应对策略

根据调查发现，每种化疗药物所造成的不良反应发生率不同。有发生率高的，也有发生率相对较低的。当患者化疗后出现不良反应时，不要恐慌，更不要放弃治疗，因为这些化疗反应并不是每个人都会出现，当出现某种不良反应时，也可以有相应的处理措施。只要把应对不良反应的策略熟记于心，那么，在整个化疗期间所遇到的问题都会迎刃而解。

化疗药物不良反应及护理措施

不良反应	护理措施
化疗相关性恶心呕吐	1. 化疗期间应进食高热量、高蛋白、维生素丰富的易消化食物，避免食用辛辣刺激性食物，进餐时间应选择化疗开始前 2 小时 2. 按时通风，保持进餐环境舒适 3. 依据个体情况遵医嘱给予止吐、护胃、输营养液等药物 4. 保持口腔清洁，饭前饭后及时漱口 5. 非药物治疗，利用中医穴位按压、穴位贴敷、转移注意力等方法，缓解症状
化疗相关性便秘	1. 化疗期间选择富含粗纤维和有润肠通便作用的食物，保证充足的饮水量，每日饮水量至少为 2000 毫升，充分软化大便，同时加速药物的代谢，减少对身体的危害 2. 提供舒适方便的排便环境，指导并协助患者进行定期排便和正确排便 3. 鼓励患者进行适宜的体育锻炼，腹部按摩，促进肠蠕动 4. 严重便秘者，可服用泻药，如乳果糖、山梨醇等 5. 中医多采用耳压治疗联合其他方法（磁疗、针刺、中医药膳等）来控制便秘症状
化疗相关性腹泻	1. 通过口服或静脉给予水、电解质、葡萄糖等液体，恢复血容量。每日需要补充 2200 ~ 4000 毫升液体 2. 调整饮食，以流质饮食或半流质饮食为主，口服益生菌，改善肠道菌群 3. 注意肛周清洁，保护肛周皮肤，预防失禁性皮炎 4. 卧床休息，避免因脱水造成头晕、虚脱等 5. 严重者可遵医嘱给予止泻药物
口腔黏膜炎	1. 避免进食损害或刺激口腔黏膜的食物，包括过热的食物或液体、粗糙和坚硬的食物、辛辣或非常咸和酸性的食物 2. 保持口腔清洁，避免口腔感染 3. 掌握正确的含漱方法，采取含、鼓、咽三步漱口法，选择适合的含漱液，有疼痛时，可给予吗啡或利多卡因漱口，正常情况下温水漱口即可 4. 如果接受氟尿嘧啶美法仑化疗药物，需要应用冷疗，口含冰块或冰水，降低口腔温度

续表

不良反应	护理措施
骨髓抑制	1. 遵医嘱按时监测血象变化 2. 保持室内环境舒适，减少探视，避免感染 3. 卧床休息，避免去人群多的场所，外出时要佩戴口罩 4. 注意个人卫生，监测体温变化，勤换衣裤，注意保暖，避免着凉 5. 饮食清淡，进食富含铁和维生素 C 的食物，如动物肝脏、蛋黄、瘦肉、菌类等 6. 严禁用牙签剔牙、手抠鼻腔、挠抓皮肤，如出现牙龈出血、口腔溃疡等症状，不要刷牙，用漱口水代替口腔清洁 7. 避免增加腹压的动作，保持大便通畅，避免用力咳嗽
肾损伤	1. 用药过程中，观察肾功能及电解质指标 2. 每天饮水至少 2000 毫升，勤排尿 3. 应用甲氨蝶呤患者，应多食碱性食物，如冬瓜、木瓜等新鲜蔬菜及水果，避免进食嘌呤高的食物，如肉类、动物内脏等
脱发	1. 可以佩戴假发、头巾、帽子等装饰品 2. 化疗所造成的脱发是可逆的，化疗结束后 1 ~ 3 个月可再生新发
周围神经病变	1. 可食用富含 B 族维生素的食物，如土豆、菠菜、番茄、蛋类等，禁食冷饮、冷食 2. 可戴手套、穿袜子，注意保暖 3. 日常用水温度要适宜，不可过热或过凉 4. 局部按摩手和足部皮肤，促进血液循环 5. 不可挠抓皮肤，减少对皮肤的刺激

第 2 节　服用环孢素的注意事项

如果你现在已经开始服用了环孢素，那么恭喜你已经成功拿到了胜利之门的金钥匙。在移植前和移植后，你都可能会接触到环孢素，尤其是出层流病房以后，这个药物需要长期服用。那么，如何正确规范使用环孢素？需要注意哪些事项？只要我们一路相随，就一定能共同克服眼前的困难。

医识库

环孢素是一种什么药——一起走进环孢素的世界

环孢素是一种环状多肽，可通过直接作用于T淋巴细胞而对细胞免疫功能产生显著的抑制效果，还可以对胸腺依赖性抗原的免疫反应进行有效调节。它的作用机制主要体现在降低炎症因子释放、改善造血功能等方面，抑制体内抗移植抗体的产生，因而具有特异性的抗排斥作用。它的问世，给血液病患者带来福音。目前，环孢素在临床上广泛用于造血干细胞移植前后移植物抗宿主病的预防和治疗，大大降低了移植后并发症的发生率，提高了移植的成功率。同时，它也可用于治疗重型再生障碍性贫血、血小板减少性紫癜、银屑病、红斑狼疮等疾病中。由此可见，环孢素在医学界有着不可替代的地位。

医研汇

环孢素的两面性——揭开神秘面纱

虽然环孢素用途比较广泛，但归根结底，就是一种免疫调节剂，不仅有抗肿瘤抗排斥作用，还有很多不良反应。较常见的不良反应有厌食、恶心、呕吐等胃肠道反应，一些患者还会出现牙龈肿痛、肝肾功能损害、血小板减少、高尿酸血症等不良反应。有研究发现，环孢素的副作用主要与其血药浓度有关。环孢素药物毒性的代谢途径主要是经肝脏代谢，正常肝功能在4小时内可将体内药物代谢一半，口服后代谢高峰时间为3.5小时，体内血浆的药物浓度可达2～9倍。肝功能损坏直接导致环孢素的代谢和排泄减慢，血药浓度升高，产生恶性循环。目前，防止环孢素不良反应的方法主要是定期监测血药浓度，因为严重不良反应多数与用药剂量有关，调整血药浓度，保证治疗效果，避免发生。

医常识

环孢素服用有原则——无规矩不成方圆

为了更好地降低环孢素的不良反应，提高治疗效果。在使用过程中，应该严格遵守用药原则。

1. 要严格遵医嘱用药，每日定时服用，不要错时。

2. 调节环孢素的用药剂量，并且定期化验肝功能和肾功能，监测血药浓度。若下次服药前体内环孢素血药浓度为 100 ~ 200 纳克 / 升，就要立即采取对症治疗的方案，或者减量或停用。

3. 注意药物相互作用和饮食，环孢素可以与牛奶、果汁同服，禁用保钾利尿药、高钾药品以及有肾毒性的药物，如甲氧苄啶、两性霉素 B 等，避免食用含钾丰富的食物，如口蘑、香蕉等。

4. 用药期间如果有漏服情况，切勿自行补服，需要请示医生后再服用。为避免漏服，可以使用电子设备或提醒卡进行自我服药提醒。最重要的是，在用药期间，如果身体出现相关药物不良反应，一定要及时来院就诊，切勿掉以轻心。

第 3 节 男性化的罪魁祸首是雄激素

小燕是位爱美的姑娘，自从得了再生障碍性贫血后开始服用雄激素治疗，一段时间治疗后她发现月经不规律，毛发变得浓密，还长出了胡子，声音也变得低沉浑厚。小燕很纳闷，服了这个药怎么长胡子了，声音怎么也变成男性的声音了，这究竟是怎么回事？我们来一探究竟，原来男性化的罪魁祸首是雄激素。

医识库

雄激素是一种怎么样的药物

雄激素主要是由性腺睾丸的间质细胞合成的一类内分泌激素，肾上腺皮质、卵巢也能分泌少量。雄激素的主要作用是促进雄性生殖器官的成熟和第二性征发育并维持其正常功能。雄激素能够直接刺激骨髓的造血功能，将骨髓中的干细胞分化为红细胞，从而提高血液中的红细胞数量和血红蛋白含量，改善贫血症状。雄激素还可以作用于肾脏以及肾外的组织，刺激肾脏分泌促红细胞生成素（eEPO），同时增加有核红细胞对 EPO 的敏感性，间接促进红细胞增生刺激造血。临床上常用雄激素类药物治疗慢性消耗性疾病、再生障碍性贫血等疾病。

雄激素主要包括司坦唑醇、十一酸睾酮和达那唑等，这类药物一般都是人工合成的，剂型有胶囊及针剂等，常用方法有口服、肌内注射，对轻型的慢性再生障碍性贫血患者有一定疗效。

常用方法：十一酸睾酮注射液，成人剂量为 250 毫克肌内注射，每月 1 次；口服十一酸睾酮通常起始剂量为每天 120 ~ 160 毫克，连续服用 2 ~ 3 周，然后服用维持剂量，每天 40 ~ 120 毫克。药物起效慢，至少用药 4 个月。

医研汇

雄激素的威力有多大——解密其不良反应

雄激素是男性的象征，它的威力可不小，除了能促进红细胞增生造血，也有一些常见的副作用，如出现女性雄性化特征，表现为多毛，面部、躯干等部位的毛发增多，常见于面颊、上唇等部位；长期使用雄激素可能导致声带变厚，声音变得低沉，甚至男性化；痤疮，雄激素会增加皮脂分泌，导致毛孔堵塞和痤疮形成；体重增加，脂肪分布发生变化，导致腹部脂肪积聚。雄激素会干扰女性正常月经周期，导致月经不规律、经量减少甚至闭经。还会引起血压升高、血脂异常、肝功能损害，以及对心理造成的影响，如出现情绪波动、抑郁症状等情况。雄激素在再生障碍性贫血的治疗中发挥着重要作用，但对于女性患者而言，其不良反应也需要引起足够的重视。

医常识

预防和管理的策略——减少雄激素不良反应

为了更好降低雄激素的不良反应，提高治疗效果，在使用过程中应注意以下几个方面。

1. 合理选择剂量和用药时间 在治疗初期先采用小剂量，逐渐增加，观察患者的反应，找到最适合的治疗剂量。用药时间建议餐中服用，胶囊要整个吞服，不能咬嚼。如果是肌内注射，要交替更换注射部位，避免发生硬结。

2. 定期监测和随访 每月可进行 1 或 2 次的血常规、肝功能、血脂等检查，及时发现潜在问题。定期评估患者的体重、毛发分布、皮肤状况等，发现异常及时处理。

3. 联合用药　雄激素联合环孢素 A 能改善再障患者造血功能，具有用药安全性。

4. 中医治疗　能改善慢性再生障碍性贫血患者的女性雄性化症状。

5. 调整生活方式　多吃富含纤维、低脂的食物，控制体重，保持血脂正常，保证充足的睡眠，适当运动。

6. 心理支持　对于情绪波动较大的患者，建议进行心理咨询缓解心理压力，家属多关心、理解患者，给予必要的心理支持，帮助其积极面对治疗。

通过合理选择剂量、定期监测、联合用药和生活方式调整，可以在保证治疗效果的同时，尽量减少不良反应的发生，提高自身的生活质量。

第 4 节　糖皮质激素是糖吗，服用有什么注意事项

糖皮质激素是血液病患者在治疗中最为常见的药物，它是一种激素类药物，并非日常生活中所吃的糖，也不是我们常提到的血糖。应用糖皮质激素可能会出现一些不良反应，但是不用担心，只要停药，一些不良反应就会随之消失。那么，糖皮质激素到底是什么呢？就让我们共同探索它的奥秘吧。

医识库

糖皮质激素是什么——它不是糖，而是药

糖皮质激素（GC）是一种类固醇激素，在临床上应用极其广泛，参与由各种环境和生理刺激引发的多种反应，具有抗炎、抑制免疫、调节营养代谢等作用。在化疗的世界里，糖皮质激素有着红花配绿叶的作用，大大提升治疗效果。在化疗前，它可以有效避免过敏反应的发生；在发热时，可以有效抑制体温，减少内源性致热原的释放。目前，人工合成的糖皮质激素有泼尼松、地塞米松、甲泼尼龙，因疗效好、副作用少已经在血液病患者中广泛应用。根据作用时间，可分为短效、中效和长效激素。泼尼松和甲泼尼龙为中效激素，血浆半衰期为 200 分钟，作用时

长为 12 ~ 36 小时。地塞米松为长效激素，血浆半衰期 >300 分钟，作用时长为 36 ~ 54 小时。根据药物时效性，在临床使用的时候，可以进行个体化选择。

医学角

糖皮质激素在血液疾病中如何发挥作用

糖皮质激素对造血系统有着不可替代的作用，它就像一颗颗小星星，照亮整个夜空。在短期内使用大量激素或长期应用激素都会使骨髓释放中性粒细胞，通过血液循环进入人体组织内。同时也刺激骨髓红细胞生成，引起周围血中红细胞和血红蛋白增加。另外，也会阻碍淋巴母细胞增殖，加速淋巴细胞的破坏，通过抑制抗原抗体结合，形成免疫反应。

目前，对于再生障碍性贫血、过敏性紫癜、弥散性血管内凝血、恶性淋巴细胞白血病、淋巴瘤、多发性骨髓瘤等疾病，糖皮质激素有显著的治疗效果。当然，对于不同疾病，糖皮质激素的应用方法也是不同的，如原发性血小板减少性紫癜用冲击疗法。总之，糖皮质激素在血液病的治疗过程中起着举足轻重的作用。

医常识

糖皮质激素不良反应及使用注意事项

长期大量使用糖皮质激素可引起高血压、低血钾、血糖升高、消化性溃疡出血、诱发或加重感染等不良反应。不良反应的发生与每日剂量和用药时间相关。剂量越大，用药时间越久，不良反应的发生率就越高。

应用糖皮质激素时，要注意每天准时进餐，控制食物的总热量，进食适量的水果，不能以水果代替饮水量。还要少食糖果类等高糖食品，控制好个人体重。遵医嘱按时、按量用药，不能随意增减或停药。因为血液病患者在用药期间容易出现感染，所以为了不出现感染，一定要保持好个人卫生，不要挠抓和用力揉搓皮肤。当出现特殊类型糖尿病时，不需要过度担心，在停用糖皮质激素后，血糖会恢复正常，只有部分原本糖耐量异常的人群，糖尿病才可能会伴随终身。

第八章 血液病患者如何保护血管

第 1 节 聊聊那些体内的“管子”

血液病患者的静脉经常会置入一根管子用来输液，它其实就是中心静脉导管。对于很多患者来说，一条安全、有效的静脉导管就是一条“生命线”，既保护了患者的血管，又守护了患者的生命。那么，体内的中心静脉导管具体有哪些？它们有哪些神奇的作用呢？下面就让我们一起了解这些守护生命的天使。

医前沿

随着医疗技术的进步，中心静脉导管的设计与应用日益人性化。采用先进的材料与技术，如抗菌涂层、隧道式置管技术等，旨在减少感染和出血风险、提升患者舒适度。同时，医护人员经过专业培训，能够熟练、安全地完成置管操作，并通过细致的护理减少并发症的发生，让患者在接受治疗的同时，也能感受到来自医疗团队的温暖与关怀。

医识库

中心静脉导管的分类

血液病患者可以选择的中心静脉导管主要有中心静脉输液工具包括经外周静脉置入中心静脉导管（PICC）、中心静脉导管（CVC）、输液港（PORT，植入式给药装置）。PICC 和 CVC 均是细长柔软的输液管路，通过手臂或颈部静脉穿刺进入，沿着静脉向前行走，最终导管尖端来到右心房与上腔静脉交界处。而 PORT 则犹如隐形的生命线，医生通过一个小手术将港座和导管完全植入体内，让其长期发挥类似港口的作用，故被命名“PORT”。

PICC 可留置数月，如有留置需要且功能正常可留置长达 1 年，留置时间主要取决于管路的材质，维护情况和患者治疗情况。PORT 可反复使用 5 ~ 10 年，患者只需要每隔 28 天到医院维护一次即可，避免多次往返医院。而 CVC 相较于其他两类导管，留置时间相对较短，最多允许 1 个月，且出院时需要拔管。

中心静脉导管有哪些神奇的作用

首先，中心静脉导管能够保护血管，它们就像给血管穿上了一层护甲，避免了刺激性药物与静脉的直接接触，减少了药物对血管的刺激和损伤。

其次，中心静脉导管为患者建立了一条稳定、可靠的静脉通路，不仅是快速补液、输血、给药的重要通道，更是监测中心静脉压、评估心功能、指导治疗方案的得力助手。通过这条通道，可以更加直接、高效地给予患者所需的治疗，同时密切监测病情变化，确保治疗的准确性和有效性。

最后，由于减少了穿刺次数，中心静脉导管能够帮助患者实现无痛输液，同时降低血液病患者的感染风险。

医有言

对患者而言，放置中心静脉导管就是打通体内的一条战斗通道，化疗药物通过这里进入血管去杀灭肿瘤细胞，血细胞通过这里赋予患者新的生命，营养液通过这里补充必需的营养素。中心静脉导管的应用，为患者开辟了一条长期安全的输液路径，不仅是先进医疗技术的象征，更是医护人员对生命承诺的体现。在这条守护健康的道路上，中心静脉导管将继续以其独特的方式，默默守护每一个生命，让健康之路更加坚实、温暖。

第 2 节　中心静脉导管是生命线，需要重点保护

血液病患者大多需要通过多疗程静脉输注化疗药物来治疗疾病。中心静脉导管具备留置时间长、避免反复穿刺、减轻药物刺激、防止化疗药物外渗致组织损伤等优势，是安全有效的静脉通路。不同类型的中心

静脉导管，其留置时间有所差异，应依据患者治疗方案及输液时长，选择适宜的导管。血液病患者治疗多分阶段进行，化疗间歇期可带管居家，那么在居家期间，如何妥善保护中心静脉导管呢？

医常识

关于维护

出院后按照规定时间，PICC 及 MC（中长导管）每 7 天，PORT 每 1 个月，患者需要携带导管手册到具备护理资质的门诊进行导管维护；如遇不能按时维护，可以将维护时间提前，不要延后。

自我观察

密切留意自身有无寒战、发热等全身症状；仔细查看穿刺点及局部皮肤状况。若出现以下情况，请及时就医。

1. 敷料出现污染、潮湿、松动、卷边或穿刺部位出血。
2. 导管内回血、导管脱出。
3. 局部皮肤有发红、肿胀、发热、疼痛、硬结、分泌物等表现。

此外，要保持局部清洁干燥，切勿擅自撕下贴膜或拔除导管。若发生导管折断，保持置管肢体制动，并迅速前往医院处理。

关于活动

1. 一般家务我能行 家务劳动，如扫地、拖地、洗碗、擦桌子等。

2. 一般活动我能行 握拳、松拳、弯曲、伸展或者活动手腕等日常身体活动，以及洗脸、刷牙等个人卫生清洁活动，还有写字、画画等日常技能活动。

3. 运动限制 避免进行剧烈手臂运动，勿提超过 5 千克重物，禁止拄拐杖、做引体向上、托举哑铃等动作。规避剧烈胸肩部运动，诸如打球、置管侧撑床等行为。

关于睡眠

睡眠时应保持舒适姿势，尽量避免置管侧肢体受到压迫。

关于洗澡

禁止游泳、盆浴。

淋浴时，PORT 完全不受影响，PICC 及 MC 可以使用保鲜膜包裹严密，上下胶布贴紧，如果敷料潮湿，及时就医更换。

关于穿衣

穿衣时先穿置管侧手臂，后穿另一侧；脱衣时，先脱另一侧，后脱置管侧手臂；尽量穿着宽松的衣服，避免硬物摩擦置管位置的皮肤，衣袖不宜过紧。

关于检查

若患者置入不耐高压导管，其置管侧禁止测血压，且 CT 增强扫描时不可经此导管注射造影剂。

医识库

PICC 拔管后的注意事项

1. PICC 拔除后按压穿刺点并平卧 30 分钟，穿刺点至少密闭 24 小时，并观察有无胸闷、憋气的症状。

2. 保持穿刺点周围的清洁和干燥。每 2 ~ 3 日可用碘伏进行消毒换药一次，72 小时内穿刺点不要碰水，以避免感染。

3. 拔管后一个月内，拔管的肢体应避免负重，可以防止局部血肿和疼痛的发生。

4. 拔除导管后，应特别注意饮食，多吃高蛋白的食物有助于促进穿刺点的愈合，同时应避免食用辛辣刺激的食物和禁止饮酒，如穿刺点发生感染、延迟闭合或出现任何不适，请及时就医诊治。

输液港拔管后的注意事项

1. 注意观察输液港拆除手术部位有无渗血，少量的渗血，能通过压迫止血的办法进行止血，但是如果渗血量比较多，就需要寻求医生的帮助，及时就医。

2. 注意局部卫生，敷料保持清洁干燥的情况下，切口每 3 天换药一次（就近医疗场所即可），避免揉搓，换药时要注意切口有无渗液，如果渗液量增多，需要考虑切口感染的可能，加强换药，并且在医生指导下给予抗感染治疗。

3. 一周内需避免使用同侧手臂提过重物品和过度活动，两周内避免剧烈运动，可从事一般日常工作，家务劳动，轻松运动如散步、打太极等。

4. 手术切口处予以了敷料覆盖，伤口愈合时间约为一周（无糖尿病史情况下），在此期间手术区请勿沾水、淋浴及游泳，避免潮湿。因此，在切口未完全愈合时，仍需要更换敷料的情况下，建议擦浴。

5. 加强营养，合理饮食，进食清淡易消化食物，避免辛辣刺激食物，可进食富含蛋白质及维生素类的食物。

6. 出现以下情况需要去医院就诊 ①若敷料外出现黄色或红色液体，伴有脓性分泌物。输液港周围的皮肤出现红、肿、热、痛，发热（体温超过 38℃）、寒战、伤口感染等。②伤口出血、肿胀及疼痛加剧等异常情况。③出现血栓形成以及胸闷、气短、呼吸困难、头晕等不适。

医学角

静脉炎分级

静脉炎分级及临床表现

静脉炎分级	临床表现
0 级	无症状
1 级	在有或没有疼痛的进入部位的红斑
2 级	接触部位疼痛，伴红斑和 / 或水肿
3 级	接触部位疼痛，伴红斑形成，可触摸到静脉条索
4 级	接触部位疼痛伴红斑形成，可触摸到静脉条索，伴有大于 2.5cm 长的脓性引流

第 3 节 血友病患者自我注射的管理

血友病（hemophilia）是一种遗传性凝血障碍，是一种 X 染色体连锁的遗传性凝血因子缺乏所致的出血性疾病，主要分为 A 型血友病和 B 型血友病，分别由凝血因子Ⅷ或Ⅸ的缺乏或异常引起。其中 A 型血友病约占全部血友病的 85%，B 型血友病约占 15%。

医常识

血友病患者的主要临床表现为出血倾向，一般以持续而缓慢的渗血多见。约 1/3 的患者有自发性出血；发生出血的年龄因人而异，有的出生后 1 周左右即发生，也有的成年后仍无出血症状。一般认为，开始出血的年龄越早，病情发展越严重，其出血严重程度与凝血因子活性缺乏的程度成正比。出血较多时，可引起相应部位疼痛或局部的压迫症状，中枢神经系统（颅内）出血可能危及生命。关节出血也是血友病的突出症状之一，临床上可见急、慢性关节病变，以及疼痛和活动受限。

医学角

血友病患者需要长期输注凝血因子，家庭治疗可以使患者尽量免于医院与家庭之间的奔波，自我注射是家庭治疗中十分重要的一环，不容忽视。

自我注射并不易，注射原则要牢记

1. 环境准备　环境安静、整洁，光线充足，操作台面应清洁干燥。

2. 物品准备　凝血因子、复合碘消毒液、棉签、一次性输液贴、止血带、一次性注射器、一次性头皮针（推荐使用 23G 或 25G 蝶形针）、利器盒、体温计、抗组胺药、一次性输血器（输注血源性凝血因子时使用）、出血（注射）记录本。

3. 注射步骤

（1）无菌技术：注射前在流动水下用肥皂洗手。消毒时应注意：以注射点为中心螺旋式向外涂擦，已擦至外侧的棉球或棉签不可回擦。注射器的活塞、空筒的内壁和乳头、针头、针梗、针尖必须保持无菌。

（2）检查注射器及针头：开启前注意检查包装是否密封，一次性注射器须在有效期内使用，注射器应完整无损、不漏气，针头应锐利、无锈、无弯曲，型号合适，注射器和针头衔接紧密。

（3）排尽空气：注射前应排尽注射器内的空气，以防气体进入血管形成栓塞；当多数小气泡附着在针筒壁时，可抽入 0.5 毫升空气，转动注射器，使小气泡变成大气泡，然后推动活塞，将其全部驱出，排完气后注意针头向下，不得上翘，针头上翘容易进空气。

（4）选择合适的注射部位：注意保护血管，有计划地，以由小到大，由远端到近端的次序选定注射部位，不可在有炎症、感染、瘢痕、硬结或患有皮肤病处注射，如有静脉炎的现象，不可再在该部位注射，应予以热敷、理疗或外敷消炎药等治疗措施。

（5）在检查回血进针后、推注药液前，需要抽动活塞，检查有无回血，静脉注射必须有回血方可注入药物，针头见回血后应再沿静脉走向前行少许，推药过程中应经常回抽有无回血，保证针头在血管内。

4. 自我注射常见问题

（1）注射时做到“二快一慢”，即进针快、拔针快，推药速度慢且均匀。

（2）如果在注射过程中，不小心穿破静脉，应立即拔出针头，按压局部，另选静脉穿刺。

（3）穿刺时进针的准确性很难把控，肥胖患者的静脉较深且固定，摸准后再行穿刺；消瘦患者静脉较滑，穿刺时需要固定静脉的上下端；水肿患者可按静脉走行的解剖位置，用手指压迫局部，暂时驱散皮下水分，显露静脉后再穿刺；脱水患者可局部热敷、按摩，使血管扩张显露后再穿刺。

（4）若血管视触不清，可先行热敷，轻轻敲击血管近端，使血管扩张充盈后再穿刺。

（5）出现青紫可能是由于针眼处皮下淤血引起，防止淤血方法为拔针后延长按压时长至 10 分钟以上，按压方向与血管走行方向一致，不可揉动。

医识库

如何学习静脉注射技能

可以和当地的血友病中心联系，向血友病护士学习自我注射技能。学习之前可以先登录中国血友之家的官方网站观看自我注射视频，对自我注射的操作流程有个初步了解。学会自我注射技能之后，也要定期到血友病中心评估技能，纠正不规范操作，避免不良事件的发生。

第九章 输血的那些事

第 1 节 如何判断身体“燃料”不足，需要输血了

血细胞能够运输氧气和营养、帮助止血、抵御病原体的入侵和参与体温调节，是人体安全保卫的小战士！任何一种血细胞降低都会导致机体的一系列反应，输血是缓解症状的重要治疗手段。现在就让我们了解一下输血那些事。

医常识

什么情况下需要输血

输血是一种常见的治疗方法，通常用于以下情况。

1. 失血过多 包括意外伤害、手术、产后出血等造成的大量失血，需要通过输血来补充失去的血液。

2. 贫血 贫血是指体内红细胞数量或质量不足导致的血液疾病，可以通过输血来提高血红蛋白和红细胞数量。

3. 血友病 血友病患者由于凝血因子缺乏而易出现出血现象，需要通过输血来补充缺少的凝血因子。

4. 血液病治疗所需 白血病、淋巴瘤、恶性贫血等造成的血液病变，可能需要输血来帮助治疗。

5. 手术需要 某些手术，如心脏手术、器官移植手术等可能需要输血来维持患者在手术期间的血液功能。

输血是一种安全的医疗过程，但在进行输血前，医生会根据患者的具体情况进行评估，综合考虑是否需要输血以及输血的方式和量，进行必要的检查以确保输血的安全性和有效性。

医识库

输血治疗

输血是指将全血或成分血（如红细胞、血浆或血小板等）通过静脉输入体内，从而达到救治患者的重要手段。每个人都有自己的血型，血型就像血液的身份证，有 A 型、B 型、AB 型和 O 型，还有 Rh 阳性和 Rh 阴性之分。输血之前要进行血型鉴定，每次输血前都要进行供血者和受血者交叉配血试验，符合要求时才能进行输血治疗。

在大众眼中，输血多是传统的全血，即血液的全部成分，但其实血液中不但有红细胞还有血小板、白细胞、血浆、凝血因子等很多成分，伴随技术的进步，血液制品的诞生，输血已经远远超出了我们认知的范围。目前，针对患者的病情，更主张成分输血，即根据病情需要，有选择地提取血液中的某种成分输给患者。其优点是一血多用，节约用血，制品浓度与纯度高，疗效好，最大程度地降低输血不良反应及疾病的传播。

第 2 节　输血的过程是不是像加油一样简单，会不会有风险

通过前面内容的介绍，我们了解到输血的目的是为人体补充缺失的血液成分。那么，输血是不是像加油一样简单方便且无风险呢？接下来，就让我们近距离了解输血的过程。

医常识

输血对于大多数人来说是安全的，但有 2% ~ 10% 的患者在输血过程中或输血后会出现各种输血不良反应，极少会出现严重甚至致命的反应。

输血的不良反应

1. 发热反应　除了体温升高、寒战，有时会有恶心、头痛、皮肤潮红，是最常见的输血反应。

2. 过敏反应 症状包括瘙痒、荨麻疹、头晕和头痛。重者全身皮疹，出现喉头水肿、支气管痉挛甚至过敏性休克。

3. 溶血反应 急性溶血反应表现为高热、寒战、气短、腰背痛、尿液呈浓茶色或酱油色甚至无尿、急性肾衰竭、弥散性血管内凝血；慢性溶血反应表现为黄疸、网织红细胞计数升高。

4. 体液负荷过大 一般出现在心力衰竭患者，过多的液体输注导致水肿和呼吸困难，可危及生命，需要尽快将过量液体排出。

5. 其他不良反应 感染、凝血功能下降、低钙血症、低钾血症。

医学角

如何保证输血安全

为了尽量减少输血过程导致的不良反应，医护人员会严格执行输血制度。在输血前，需要进行受者血型鉴定，并将供者血液与受者血液进行交叉配型检测，以避免发生血液凝集。在输血过程中，护士会监测患者体温、脉搏、呼吸、血压，一旦出现任何不适，会采取应对措施，症状缓解后由医生重新评估受血者情况，来考虑是否继续输注。

医识库

对输血的误解

误区 1：输血很可怕，后果很严重 很多人认为，血液制品中含有细菌、病毒，担心受者会因输血感染其他疾病。其实，这种恐惧大可不必。输血已经是一项成熟的常规治疗手段，献血者在献血前均要通过体重、血压、脉搏、血型、乙型肝炎病毒表面抗原、血红蛋白、转氨酶、丙型肝炎病毒抗体、梅毒螺旋体抗体、艾滋病抗体等检测。血液制品经过血站严格筛查合格后方能输注。

误区 2：输血可以补充营养 输血主要是用来补充血液中的成分。虽然输血可补充一部分营养物质，但其主要目的是恢复患者的血容量和血细胞数量。如果一个人需要补充营养，可通过口服营养补充剂或静脉注射营养液等途径来实现。

误区 3：亲上加亲，效果翻倍 输血时主要考虑的是血型的相容性。即使是亲属之间，也需要进行交叉配血试验，确保没有抗原 - 抗体反应。

此外，输血涉及很多潜在的风险，包括传染疾病、过敏反应、免疫抑制等。因此，任何输血行为都应在专业医生的指导下进行，确保受血者的安全和健康。

第 3 节　铁过载的来龙去脉：铁是怎么过载的

对于重型地中海贫血、再生障碍性贫血或恶性血液系统肿瘤，如骨髓增生异常综合征、急性髓系白血病的患者常需要通过输注红细胞等支持治疗来纠正贫血，改善生活质量。红细胞中的主要成分——血红蛋白中含有大量铁元素，常年反复多次输血，身体不能足够快地排出额外的铁，导致铁元素积聚在肝脏、心脏和胰腺中，给机体带来危害。接下来就让我们了解铁过载的来龙去脉。

医常识

铁过载是怎么发生的

铁是生命过程中必不可少的微量元素，主要存在于血红蛋白、肌红蛋白以及某些酶系统中，负责运输氧气、储存氧气和电子转移等多种生物学功能。人体对铁的吸收主要发生在小肠，尤其是十二指肠。正常情况下，人体通过调节铁的吸收和储存来维持平衡。每天，人体通过细胞更新或轻微失血会丢失 1 ~ 2 毫克的铁。但频繁输血就会打破这种平衡。

铁过载的病因

1. 遗传性因素　有些人因 *HFE* 基因突变，导致身体吸收过多的铁。

2. 继发性因素　由其他疾病引起，如某些贫血、慢性肝病，或者长期输血、服用铁剂、长期肾脏透析等。

3. 新生儿铁过载　在某些情况下，铁会在新生儿的肝脏中快速积累。

医学角

铁过载的评估方法

1. 血清铁蛋白检测　最常用的方法，简单无创。

2. 肝铁浓度检测　需要肝脏活检，不适用于所有患者。

3. 影像学检查　如腹部磁共振成像（MRI）或计算机断层扫描（CT），可检查肝脏、脾脏、胰腺的铁沉积情况。

铁过载的诊断标准

国际上尚无统一标准。欧美国家多采用血清铁蛋白（SF）>1000 微克 / 升，日本标准为 SF≥500 微克 / 升。中国专家建议采用欧美国家标准。

医识库

铁过载的定义

铁过载指的是体内铁含量过高，超过了身体正常需求。这种情况常见于某些需要频繁输血的患者，如重型地中海贫血、再生障碍性贫血或某些血液系统肿瘤患者。

铁过载的危害

1. 器官损伤　过多铁沉积可损害心脏、肝脏、胰腺等重要器官。

2. 并发症　可能导致心力衰竭、肝纤维化、糖尿病、不孕症、生长发育障碍等。

3. 额外风险　对于某些特定疾病，如骨髓增生异常综合征患者可能增加感染风险、移植相关死亡率的风险。

铁过载时器官和组织的表现

1. 皮肤　变为灰暗或棕褐色，可能出现色素斑块。

2. 肝脏　肿大、功能异常，可能出现乏力、食欲减退、黄疸等。

3. 神经系统　记忆力减退、注意力不集中、运动协调障碍等。

4. 心血管　心悸、气短、胸闷等。

5. 关节　肿胀、僵硬、疼痛等。

6. 性腺　性欲减退、月经不调等。

第 4 节　如何甩掉身体里多余的铁

凡事过犹不及，输血虽好，过量就会产生危害，其中之一就是导致铁过载。在上个小节我们了解到什么是铁过载，导致铁过载的病因、诊断方法、临床表现及对身体造成的危害，下面让我们进一步了解铁过载的治疗方法，甩掉身体里多余的铁。

医常识

铁过载的治疗方法

人体本身缺乏充足的排泄铁的方式，因此去铁治疗主要聚焦于减少铁的吸收或增加铁的排泄，目前具体治疗方法主要包括以下几点。

1. 静脉放血术　此方法最适用于原发性铁过载患者，也适用于重型地中海贫血患者造血干细胞移植术后血象恢复，但不宜用于有贫血（Hb<110 克 / 升）的患者。每周 1 次，每次放血量为 7 毫升 / 千克体重，但总量不应超过 550 毫升。

2. 药物治疗　铁螯合剂是治疗铁过载的主要方法之一，能选择性地结合多余的铁并促进铁排泄，降低患者铁负荷。目前，在临床使用的主要有以下 3 种铁螯合剂：去铁胺、去铁酮和地拉罗司。

3. 饮食干预　去铁食物主要包括含锌食物、高纤维素食物、乳制品、咖啡、茶叶等。含锌食物，如坚果、番茄、黄瓜等，可以帮助抑制铁的吸收，从而在一定程度上帮助铁排出。高纤维素食物，包括芹菜、油麦菜、玉米、燕麦等，能够促进胃肠道蠕动，从而促进体内的铁排出。乳制品，如酸奶等，其中的钙和蛋白质会与体内的铁结合成不溶性的含铁化合物，影响铁的吸收率。咖啡和茶叶，这两种饮品中都含有大量的鞣酸，鞣酸能够与体内的铁结合形成含铁化合物，影响身体对铁的吸收。

通过饮食调整和适当使用去铁药物，可以帮助降低体内铁含量，但在使用去铁药物时，应在医生的指导下进行，以确保安全和有效。

医学角

去铁药物治疗评估

在去铁治疗前，应进行以下检查：眼科检查（裂隙灯检查、视网膜和角膜检查）；听力检查；全血细胞计数；血肌酐检查（服用地拉罗司的患者）。

去铁药物给药方法

1. 去铁胺　适用于所有铁过载患者，代谢后主要通过尿液排出。推荐采用静脉或输液泵持续皮下输注，晚上睡觉时使用，每次输注时间为 8 ~ 12 小时，每周连续应用 5 ~ 7 天。

2. 去铁酮 适用于治疗不耐受或不愿意接受现有螯合剂（去铁胺）治疗的铁负荷过多的、6 岁以上的患者，代谢后主要经尿液排出。每日分 3 次口服。

3. 地拉罗司分散片 适用于 2 岁以上输血依赖性疾病所致的铁过载患者，代谢后主要经粪便排出。每天相同时间充分溶解于白水或纯果汁（不含碳酸）后，口服 1 次，并且每隔 3 ~ 6 个月根据血清铁蛋白趋势和安全性指标进行剂量调整。

医识库

铁螯合剂用药注意事项和不良反应的管理

1. 去铁胺 是目前唯一有证据证明能逆转铁过载所致心力衰竭的药物，用药前后应监测血清铁蛋白和尿铁。去铁治疗有效时尿常呈橙红色。每天应更换腹部注射部位，以助药物吸收。注意检查儿童生长发育及骨发育，定期检测视力及听力。

2. 去铁酮 常见的不良反应是关节痛（主要是大关节）、一过性的丙氨酸氨基转移酶升高、胃肠道反应和锌缺乏。关节痛症状在去铁酮减量和应用非甾体抗炎药后仍未缓解者应停药。严重的不良反应是粒细胞减少症（中性粒细胞计数 $<1.5 \times 10^9$/ 升）和粒细胞缺乏症（中性粒细胞计数 $<0.5 \times 10^9$/ 升），建议每周监测 1 次血常规。若出现粒细胞减少症应暂停使用，若出现粒细胞缺乏症则从此禁用。

3. 地拉罗司 不可溶解于牛奶或碳酸类饮料中。地拉罗司可引起胃肠道反应、皮疹，还有丙氨酸氨基转移酶升高，偶有听觉减退。地拉罗司还可引起肌酐升高，应用地拉罗司治疗后应每月监测血肌酐，肌酐清除率 <40 毫升 / 分的患者禁用。

4. 患者应常规随访 前 3 个月内每月进行 1 次临床随访，随后每 3 个月进行 1 次。随访检查包括血清铁蛋白、甲状腺功能、肝脏功能、血肌酐、血糖、尿蛋白分析等项目，保证用药效果及安全。

第十章　出院后，想去看世界

第 1 节　出院了，我是不是就自由了

出院后，您是不是迫不及待地想要迎接新生活，感受久违的自由。站在康复的门槛上，心中涌动的是对健康的珍视和对多彩生活的向往。下面，和大家一起就如何找到一种既能让自己快乐又不损害健康的生活方式，以一种最佳状态迎接让人心动的时光。

医常识

出院　意味着患者的身体功能正在逐步改善，疼痛不适等症状得到缓解或消失。同时，患者的心理状态也在积极调整，焦虑、抑郁等负面情绪得到释放，取而代之的是乐观、积极的心态。患者们不再局限于病榻之上，而是能够走出家门，与家人朋友共享天伦之乐，根据自己的兴趣爱好，选择合适的活动方式，如散步、阅读、绘画等，丰富精神生活。通过与他人的交流和互动，增强社会归属感和责任感。

医学角

若要在出院后顺利迎接新生活，需要关注生命体征状况，要将体温、脉搏、呼吸、血压保持在正常范围内，没有异常波动。了解自身的健康状况，维持平稳状态，知晓是否患有心脏病、高血压、糖尿病等慢性疾病。适当地提升活动能力，如能够轻松完成日常活动，如行走、上下楼梯、自我照顾等，活动后没有明显的疲劳感或不适感。保持情绪稳定，处于愉快、放松的状态。听取专业的意见，医生在定期回访期间会对患者的身体状况进行评估，包括体格检查、实验室检查等。如果身体状况已经恢复到一定程度，可以适当增加活动量并享受生活的乐趣。了解要

做活动的性质，如活动强度和难度、活动的具体内容和形式，以及活动的安全性，判断自己是否能够承受，确保在安全的环境下进行。

医识库

血液病患者出院后，要保持积极、乐观、充满活力的生活态度，结合如下几个因素，适当选择社交活动。

1. 病情的稳定性　出院后的首要任务是保持病情稳定。要严格按照医嘱服药、定期复查，并密切关注自己身体变化。

2. 咨询专业医生的意见　医生会根据病情、身体状况和康复进展，给出专业的建议和指导，制订个性化的康复计划，在初期可以在床上进行简单的关节活动、翻身、坐起等，以促进血液循环和肌肉活动，随着身体逐渐康复，可以逐渐增加室内散步等。在中期阶段，可以根据自身情况，选择轻度有氧运动，如瑜伽、太极等，以增强心肺功能和肌肉力量。但需要注意的是，在恢复过程中，患者应逐步增加活动量，避免过度劳累和剧烈运动。

3. 在条件允许的情况下，尽可能地参与社交活动　家人、朋友和社会的关心与支持可以帮助患者更好地应对疾病带来的挑战和困难，鼓励患者培养自己的兴趣爱好，如阅读、绘画、音乐等，以丰富精神生活，缓解压力。在参加社交活动时，要注意个人卫生和防护措施，戴好口罩、勤洗手、避免和感染源接触。

4. 保持均衡的饮食，摄入足够的营养物质，以提高身体免疫力和抵抗力　建议多吃新鲜蔬菜水果、瘦肉等富含营养的食物，保证充足的睡眠，避免熬夜，保持良好的作息习惯。

第 2 节　药不能停：用药小贴士

出院后还需要吃药吗？怎样做更有助于自身健康？下面和大家一起了解一下出院后口服用药的知识。

医常识

服用伊马替尼需要注意什么

伊马替尼应终身服用，遵医嘱、按时、按剂量用药，随意减药、停药可能发生继发性耐药。餐中服用及补钙治疗可减少不良反应，应定期到医院复查血象及随访。

服用磺胺类药物需要注意什么

服用磺胺甲噁唑片期间应多饮水，如长时间、大剂量服用，除多饮水外，还需要同服碳酸氢钠，以防发生不良反应。服用超过一周以上者，需要同服维生素 B、叶酸制剂。不可任意加大剂量、增加用药次数或延长疗程，以防蓄积中毒。定期进行血液、尿液检查，若发现药物过敏（如皮疹），应立即停药，并采取抗过敏措施。

服用艾曲泊帕乙醇胺片时需要注意什么

艾曲泊帕乙醇胺片，应空腹服用（餐前间隔 1 小时或餐后间隔 2 小时），应在以下产品使用前间隔至少 2 小时或使用后间隔 4 小时服用，包括抗酸药、乳制品或含有多价阳离子（如铝、钙、铁、镁、硒和锌）的矿物质补充剂。不得将本品碾碎后混入食物或液体服用。应定期监测血小板计数。

服用免疫抑制类药时需要注意什么

在服用吗替麦考酚酯期间，进行疫苗接种可致效果欠佳，而且应当避免使用减毒活疫苗。不良反应主要为腹泻和白细胞减少症，其次为贫血、恶心、腹痛、脓毒症、呕吐及消化不良。需要在医生指导下按时、按量、按疗程用药，不可自行更改或停药。

服用羟基脲时需要注意什么

羟基脲具有免疫抑制作用，用药期间避免接种灭活疫苗或活病毒疫苗，一般停药 3 个月至 1 年才可考虑接种疫苗。应适当增加液体的摄入量，以增加尿量及尿酸的排泄。定期监测白细胞、血小板、血中尿素氮、尿酸及肌苷浓度。

服用伊布替尼时需要注意什么

治疗期间应避免摄入葡萄柚或塞维利亚橙。不良反应包括出血、感染、血细胞减少、间质性肺疾病、心律失常类疾病、白细胞淤滞、高血压、继发恶性肿瘤、肿瘤溶解综合征。

服用维奈克拉时需要注意什么

维奈克拉应在餐后 30 分钟内服用，尽可能在每天同一时间服用。应整片吞服，不得咀嚼、碾碎或在吞服前掰碎药片。如在常规服药时间的8小时内漏服1次，应尽快补服，并恢复每日常规给药，若漏服本品已超8小时，则不需要补服，只需要在第二天恢复常规给药。如果在正常给药后发生呕吐，在呕吐当天不需要再次服用本药，在常规给药时间进行下次给药。30℃以下保存。

服用芦可替尼时需要注意什么

做好预防感染的措施，应勤洗手，避免到人群密集处。做好预防出血的措施，应避免受伤，尽量使用软毛牙刷和电动剃须刀；服药期间避免食用柚子和柚子汁；定期复查血象。不良反应包括血小板计数减少、贫血、头晕、头痛。

服用尼洛替尼时需要注意什么

应遵医嘱服用，如果错过服药，不得另外补充剂量，而是按照处方服用下一次剂量。进食会使本药的生物利用度增加，不应与食物一起服用，服药前2小时之内和服药后1小时之内避免进食，任何时候都应避免进食葡萄柚汁和其他已知的有抑制细胞色素P4503A4酶作用的食物。对于不能吞下胶囊的患者，可以把胶囊的内容物与一茶匙的苹果酱混合后立即服用，苹果酱不能超过一茶匙，同时不能食用除了苹果酱以外的其他食物。应定期监测血象、生化指标、血脂、血糖。200毫克规格的在30℃以下保存、150毫克规格的在25℃以下保存。

服用枸橼酸伊沙佐米时需要注意什么

应该在每个治疗周期的第1、8和15天大致相同的时间服药，在进餐前至少1小时或进餐后至少2小时服用本品，应用水送服整粒胶囊，请勿压碎、咀嚼或打开胶囊；如果延误或漏服一剂本药，只有当距离下次计划给药时间≥72小时，方可补服漏服剂量，距离在下次计划给药的72小时内，不得服用双倍剂量以弥补漏服的剂量，如果在服药后呕吐，不应重复服药，而应在下次计划给药时恢复给药；贮藏：2～30℃保存，置于原包装中保存，以减少受潮。

服用来那度胺时需要注意什么

在服用来那度胺治疗期间和停药后1周内，不应献血。服用来那度胺可能对驾驶能力或操作机器的能力有轻到中度的影响，建议在驾驶和操作机器时应谨慎。

服用沙利度胺时需要注意什么

服用沙利度胺可引起眩晕和体位性低血压。因此，服药期间从卧位改为站立之前应先坐几分钟。应避免同时服用可能引起困倦的药物和食物。可能导致外周神经病变，如出现手或足麻木感、麻刺感、疼痛或灼热感时，应立即就医。因容易出现嗜睡、困倦的表现，故驾驶员、操纵其他复杂且具有危险性机器的人员禁用。

第 3 节　饮食调理：可以想吃什么就吃什么吗

患者出院后怎么补充营养，可以想吃什么就吃什么吗？

医常识

饮食调理在治疗血液病治疗过程中起着举足轻重的作用，与疾病的康复关系密切，合理的膳食可以为患者提供足够的营养支持，增强机体免疫力，减轻治疗副作用，促进病情的稳定和恢复。

营养是机体摄取食物，经过消化、吸收、代谢和排泄，利用食物中的营养素和其他对身体有益的成分来构建组织器官、调节各种生理功能，维持正常生长、发育和防病保健的过程。血液病患者因疾病和治疗的原因，具有较高的能量消耗。为了维持正常的生理功能、促进伤口愈合、提高免疫力，患者需要补充足够的营养，特别是优质蛋白、多种维生素、无机盐等营养素。

医学角

如何正确饮食，调理身体

1. 高蛋白饮食　人体每天都需一定量的蛋白质摄入，并且红细胞的增殖、分化和再生，也都需要依赖蛋白质，所以血液病患者在饮食方面更需要营养价值高的优质蛋白，如鱼、瘦肉、牛奶、蛋类、豆类及豆制品。在动物蛋白质中，鱼类蛋白质最好；在植物蛋白质中，大豆蛋白质最好。

但是，比较特殊的是过敏性紫癜发病期，应尽量避免动物性蛋白的摄入。

2. 补充造血物质　对于血液病患者或多或少都会出现贫血及贫血症状，因此在所摄入食物中应补充含铁质、叶酸、维生素 B_{12} 等造血原料的食品。含铁剂丰富的食物有动物肝脏及肾脏、瘦肉、蛋黄、海带、黑芝麻、芝麻酱、黑木耳、黄豆、蘑菇、红糖、油菜、芹菜等。叶酸广泛存在于绿色新鲜蔬菜、水果、动物的肝脏及肾脏中，尤其是新鲜蔬菜含量最为丰富，需要注意的是烹调时间不宜过长。维生素 B_{12} 主要存在于动物蛋白中，如动物的肝脏及肾脏、肉类、乳制品、鱼、贝类和蛋类等，多食有助于提高免疫力和抗病毒作用。

3. 补充富含维生素的物质　如维生素 B_1、维生素 B_6、维生素 K 和维生素 C 等。蔬菜、水果类食物中的维生素含量较高，新鲜蔬菜（如番茄、芹菜、菠菜等）以及水果所含的维生素大多是水溶性的，易被人体吸收。每日所食用的新鲜水果必须清洗干净，宜剥皮或削皮后食用。

医建议

1. 饮食禁忌　血小板计数低的情况，宜吃清淡和易消化的食物，忌油腻、辛辣刺激性食物。轻度体温升高的情况，宜多饮水，多食用新鲜水果及蔬菜；烹调时一定要注意卫生，炊具餐具一定要消毒，不吃生冷和不卫生的食物；不吃隔夜的饭菜，避免进食变质的食物；避免进食硬的食物，小心鱼刺、骨头渣等损伤牙龈及口腔黏膜。

2. 少食多餐　血液病患者由于化疗的作用，消化系统往往会出现反应，如食少、恶心、呕吐、腹胀、腹泻等症状。因此，应选择色香味俱佳且易于消化的食物，采取少食多餐的进食方法，并在三餐之外增加一些体积小、热量高、营养丰富的食物。

第 4 节　日常活动：如何避免在运动中“翻车”

血液病患者在住院期间身体机能下降，伴有食欲减退、疲乏、焦虑等现象。运动作为一种低成本、效果显著的干预措施，能改善患者的身体机能及提高生活质量。所以，鼓励患者朋友们一起运动起来。

医常识

血液病患者为什么需要运动

我们经常说“生命在于运动”，古人也有云“饭后百步走，活到九十九”，对于健康的人来说运动是十分有必要的，那么对于血液病患者来说运动是否安全及必要呢？

国内外的多项研究已经证实，运动对于血液病患者来说通常是安全的，通过运动可以加速血液病患者身体机能恢复，改善放化疗引起的不适症状，改善心血管健康状况和增强肌肉力量，缓解疲乏和纠正抑郁状态，提高生活质量，降低复发风险等，所以每位血液病患者都应该运动起来。

医学角

运动如何改善身体机能

运动可以通过改变肿瘤微环境、刺激机体免疫系统、抑制肿瘤血管的生成等多方面影响肿瘤细胞的代谢与生长，在体内创造抑癌环境，延缓肿瘤的发展进程；运动可以有效促进肌肉增长，能保持或改善肌力和肌耐力，对我们的肌肉及骨骼有积极的保护及促进作用；运动可以促进大脑分泌“快乐素”，包括内啡肽及多巴胺，可以缓解焦虑、抑郁等不愉悦的负性情绪，使我们的情绪处于相对健康的状态；运动可以增强心肺功能，改善平衡及肢体协调性，提高日常生活活动能力，增强战胜疾病的信心。

运动有哪些分类

运动大致可以分为有氧运动及抗阻运动。有氧运动是人体在氧气充分供应的情况下在一段时间内进行的有节奏的运动，如跑步、游泳、快走、骑自行车等。抗阻运动是肌肉在“缺氧”的状态下在短时间内快速收缩进行高速剧烈的运动，如俯卧撑、举重、深蹲等。两种运动方式各有益处，如有氧运动可增强和改善心肺功能，抗阻运动可以恢复和增强肌力。两种运动方式无所谓哪种更好，实际运动过程中两种方式也会有交叉，而非绝对分离。

医识库

美国癌症协会推荐血液病患者每周进行 150 ~ 300 分钟的中等强度活动或 75 ~ 150 分钟的高强度活动，并辅以每周 2 天以上的抗阻运动。运动前需要先要做好评估工作，根据患者的自身情况及运动喜好量身定制个性化的运动处方，包括运动方式、频率、强度、持续时间和进度等。运动的总体原则是循序渐进，量力而行，不可操之过急，特别是没有运动习惯的患者，可以先从散步、瑜伽、太极拳、慢跑等低强度运动开始，逐步增加运动时间及强度，以运动过程中无明显不适、第二天晨起不过度疲劳为宜。若在运动过程中感到过度疲劳、头晕、出汗多、胸闷等不适症状时，应立即停止运动，休息后仍不能恢复的及时就医。

运动场地的选择也要注意，建议选择比较安静、没有污染的场所，如公园、庭院等，避免去人员较多、环境较密闭的健身房等室内场所，以免增加感染的风险。需要特别注意一些并发症，如伴有骨质疏松、使用激素治疗的患者要注意骨折风险；造血干细胞移植的患者要避免过度锻炼，以免影响免疫系统；极度疲劳、严重贫血的患者待症状改善后再开始进行低强度的活动，如拉伸活动；留置 PICC 的患者避免游泳等水上运动以及导管区域肌肉的抗阻运动，以免引起导管感染及移位等。另外，良好的家庭支持有助于减轻肿瘤患者的负面情绪，强化运动的积极反馈，所以鼓励家属或朋友陪同患者一起运动，提高患者运动的依从性，增强运动效果，保障患者运动中的安全。

第 5 节　症状监测：出院后需要重视的身体信号

由于治疗后药物不良反应出现的时间不尽相同，因此在治疗结束出院时，患者还要学会自我观察。那么，在日常生活中身体出现哪些信号要引起我们的重视呢？

医视角

血小板计数减少是出血症状的信号

1. 皮肤黏膜出血　无诱因出现散在针尖样出血点或瘀点、瘀斑。

2. 自发性鼻出血、牙龈出血。

3. 消化系统出血　呕血或是黑便、便中带血。

4. 泌尿系统出血　小便呈红色。

5. 脑部出血　突发剧烈头痛、喷射性呕吐、视物模糊。

血红蛋白降低是贫血症状的信号

1. 口唇、皮肤、指甲苍白。
2. 头晕、乏力，可在活动后症状加重或伴气促。
3. 起身变换体位时突发眼前一过性黑矇或晕厥。

白细胞减少是身体感染的信号

1. 畏冷、发热、咽痛、流鼻涕、咳嗽、咳痰。
2. 腹痛、腹泻。
3. 关节疼痛。
4. 原因不明的排便不畅、排尿不畅。

医常识

在观察身体发出信号的同时，还有一项非常重要的事情，那就是如何根据这些症状先行做出相关的预防措施！

在日常生活中，洁净的饮食习惯和良好的个人卫生习惯都能起到预防作用，如选择新鲜食材，不食隔夜、隔餐食物；不买腌制类或是生产日期不明确的散装类食材；避免选择较硬、带骨、带壳、带刺类的食物，以免划伤消化道黏膜引起出血；不抠鼻、不剔牙、不用力擤鼻涕；出门戴好口罩，勤洗手，室内按时通风，以减少细菌滋生；加强口腔清洁，饭后要及时漱口；注意便后肛周的清洁卫生。

医健康

保持充足的睡眠、稳定的情绪；平时劳逸结合，以休息为主，在身体情况良好时选择合适的活动方式，以低、中等强度运动方式为宜，勿选择高强度运动。在出现身体异常信号时要警惕，引起重视，不可有忍耐、无视等心理，要及时到医院就诊，复查相关血液检查。学会出院后的自我观察，认真做好相应的预防措施，以减少药物带来的不良反应。在生活中，从小事做起，让自己获得更高的生活质量！

第6节　复诊的秘密：是时候去医院“打卡”了

血液病诊治是阶段性的过程，患者居家需要留意自身的微妙变动，如疲劳感的增加、血常规检验结果的变化，以便医生能够及时了解病情。怎么才能和医生面对面地沟通呢？最直接的方式就是来医院“打卡”——复诊。

医常识

为什么要复诊

血液病多采用综合治疗，医生需要根据上一个阶段的治疗结果来判定疗效，并决定下一个阶段的治疗方案。患者在治疗期间可能会出现一些不良反应，如血细胞减少，药物应用后的不适感。而出院后的定期复诊，是将身体的状况及一些检验指标提供给医生，以判断身体的恢复情况。

医学角

什么时候来复诊

每个病种及个体均有差异，复诊的时间可能会不一样，患者或家属要和医生保持联系，按照约定的时间来复诊。如果没到约定时间就出现身体不适，如发热、咳嗽、恶心、呕吐、腹泻、贫血症状加重、身体有出血点等，或者出现带回家中的药物已经服用完毕等情况均要及时到医院就诊检查。

医建议

复诊期间要注意哪些问题

复诊期间详细记录身体变化及心理变化。复诊是医生了解患者状况的最佳途径，也是患者提问的好机会。有任何不适症状一定要告知医生，不要“深藏不露”。可以把问题记录在备忘录或者小本子上，复诊的时候逐一向医生咨询。复诊时记得带上全部的病例资料或者自己记录的生活日记。

通常患者比较重视治疗期间及近期的复诊，随着身体的好转，治疗的结束，患者对随访也有相应的忽视，坚持随访可帮助患者监测身体情况，以最大程度获得康复。

第三篇

常见并发症护理篇

第一章 贫血

第1节 发生贫血时，需要补充什么

贫血时，补充营养素就像给身体加油，让红细胞重新充满活力。通过了解如何补充，以及个性化的营养补充策略，让贫血不再是难题，而是可以轻松应对的小挑战。

医常识

贫血，红细胞的“加油”信号

红细胞的生成需要足够的铁、维生素 B_{12} 和叶酸等营养素。如果这些营养素摄入不足，红细胞的生成就会受到影响，导致贫血。

要解决贫血问题，需要找到“加油站”，也就是补充红细胞所需的营养素。这通常需要通过血液检查来确定贫血的类型和原因，然后根据医生的建议，通过饮食调整或服用补充剂来补充。

医学角

特别的“油”，营养素的奇妙作用

可以想象一下，人的身体就像一辆需要加油的汽车，贫血就像是油箱里的油不够了。铁、叶酸和维生素 B_{12} 等营养素是促进红细胞生成的“燃料”，可以帮助它们携带氧气，让人体充满活力。

1. 铁 铁是红细胞制造血红蛋白的基石。没有足够的铁，红细胞就无法正常工作。动物肝脏、瘦肉、蛋黄、豆类、鱼类、菠菜等绿叶蔬菜中富含铁。

2. 维生素 B_{12} 和叶酸 它们是红细胞成熟的关键。可以从动物肝脏、奶制品、豆类和强化谷物中汲取这些维生素。

3. 维生素 C　维生素 C 能增强铁的吸收。搭配新鲜水果和蔬菜，让铁的补给更加高效。

医识库

吃啥补啥——饮食与营养的深入管理

盲目地补充营养素可能会适得其反，需要专业营养师评估后制订计划，建议如下。

1. 避免空腹服用铁剂　建议在饭后或饭中服用，尤其是饭后半小时左右，此时胃内食物尚未完全排空，可减少对胃黏膜的刺激，同时有利于铁的吸收。避免将铁剂与抗酸药、浓茶、咖啡及富含草酸的食物（如菠菜）同时摄入。

2. 合理搭配食物　将富含维生素 C 的食物与含铁食物搭配，提高铁的吸收率。

3. 制订个性化的饮食计划　根据个人的贫血类型和营养需求，经营养师评估后制订个性化的饮食计划。

第 2 节　贫血期间，在家需要注意什么

日常生活中的一些习惯可以改善贫血，提升生活质量。同时，健康的心理状态，可以帮助患者更全面地应对贫血带来的挑战。

医识库

生活不将就，居家更讲究——贫血居家指导

1. 居家的自我管理技巧

（1）监测症状：注意自己的症状变化，如疲劳、头晕等，并记录下来，以便在下次就医时提供给医生。

（2）保持充足休息：保证充足的睡眠，避免熬夜和过度劳累，良好的休息有助于身体恢复和血液再生。

（3）环境调整：舒适、安静的环境有助于休息和放松。

2. 日常活动及饮食注意事项

（1）适度运动：适量的运动可以促进血液循环，但过度劳累可能会加重贫血症状，增加心脏负担，引起晕厥。应避免剧烈运动，可进行适量的散步或瑜伽等低强度运动。

（2）均衡饮食：确保饮食中含有足够的铁、叶酸和维生素 B_{12}。同时，注意食物搭配，以提高这些营养素的吸收。

（3）避免食用刺激性食物：某些食物和饮料，如咖啡和茶，可能影响铁的吸收。尽量减少这些食物的摄入。

3. 家庭护理要点

（1）定期检查：按照医生的建议，定期进行血常规检查和其他必要的检查。

（2）遵循医嘱：严格按照医生的指导服用药物或补充剂。

（3）安全防护，防止受伤：了解贫血可能出现的紧急症状，如严重的胸痛或呼吸困难，并制订应对计划。

医前沿

升级装备，轻松打“怪”——科技辅助下的自我管理

随着科技的发展，一些智能设备可以帮助贫血患者更好地管理自己的身体状况。

1. 智能手环 监测心率、睡眠质量等，提供健康数据。

2. 营养追踪应用 记录饮食和营养素摄入情况，确保均衡营养。

3. 在线医疗咨询 方便在家中与医生沟通，及时获取专业建议。

第二章 出血

第1节 血液病患者为什么容易出血

血液病常见的临床表现主要为出血、贫血和感染，不少患者最初是因为出血而到医院就诊进一步确诊为血液病。出血也是血液病患者治疗过程中的并发症之一，在一定程度上影响了患者的生活质量，甚至可能危及生命。

医常识

血液病患者发生出血主要是由于疾病因素引起机体止血、凝血机制异常所造成的，具体原因如下。

1. 血小板减少或功能障碍 血小板是止血过程中的关键组成部分，负责在血管受伤时聚集以促进血液凝固。当患者血小板的数量减少或功能异常时，常会出现出血倾向，如血小板减少症或血小板功能障碍性疾病、血液肿瘤化疗后骨髓抑制导致血小板减少等。

2. 凝血因子缺乏或异常 凝血因子是凝血过程中的必要成分，当凝血因子缺乏时会导致血液凝固障碍，增加出血风险，如血友病或其他凝血因子缺乏症等。

3. 血管壁异常 某些血液病，如血管性血友病，会影响血管壁的健康，使血管更脆弱，容易发生出血。

4. 免疫功能紊乱 一些血液病，如原发免疫性血小板减少性紫癜，由于自身免疫功能紊乱，一方面会导致血小板生成不足，另一方面血小板又被单核巨噬细胞系统过度破坏，导致血小板减少，从而增加了出血的风险。

5. 白血病细胞的浸润 在白血病等血液恶性肿瘤中，异常的白血病细胞可以浸润到骨髓和其他组织，包括血管壁，破坏正常的止血机制。

6. 药物的不良反应　治疗血液病的某些药物，如化疗药物，可能对血小板和凝血因子产生抑制作用，增加出血风险。

7. 脾功能亢进　在某些血液病中，脾脏可能会过度工作，过滤掉过多的血小板，导致血小板减少。

医学角

血小板如何参与机体的止血、凝血过程

血小板的主要功能是促进止血和加速凝血，同时还具有维护毛细血管壁完整性的功能。血小板参与止血凝血的过程包括以下几个方面。

1. 收缩血管，有助于暂时止血　血小板通过其释放的血管收缩物质，起到初级止血作用。

2. 形成血栓，堵塞血管破裂口　血小板产生的凝血酶，使邻近血浆中的纤维蛋白原变为纤维蛋白，互相交织的纤维蛋白使血小板凝块与血细胞缠结成血凝块形成血栓。血栓直接堵塞在血管裂口处，一方面起到堵塞止血的作用，另一方面还维护了血管壁的完整性。

3. 凝血作用　吸附大部分凝血因子，增加凝血反应速度。

4. 释放抗纤溶因子，抑制纤维蛋白溶解系统的活动　血浆中的纤维蛋白在纤维蛋白溶解系统的作用下容易降解。由于血小板含有抗纤溶因子，抑制了纤维蛋白溶解系统的活动，使血凝块收缩，血栓变得更加坚实，能更有效地起到止血作用。

医识库

凝血过程

凝血是血液由流动状态变为凝胶状态的过程。机体的正常止凝血主要依赖于完整的血管壁结构和功能，有效的血小板质量和数量以及正常的血浆凝血因子活性。凝血过程可大致分为三个阶段，即凝血酶原激活物的形成、凝血酶原激活形成凝血酶、纤维蛋白原分解形成纤维蛋白。

凝血分为内源性凝血和外源性凝血。内源性凝血途径是指参加的凝血因子全部来自血液，临床上常以活化部分凝血活酶时间（APTT）来反映体内内源性凝血途径的状况。内源性凝血途径是指从凝血因子Ⅻ激活到凝血因子Ⅹ激活的过程。外源性凝血途径是指参加的凝血因子并非全

部存在于血液中，还有外来的凝血因子参与止血。这一过程是从组织因子暴露于血液而启动到凝血因子X被激活的过程。临床上以凝血酶原时间（PT）测定来反映外源性凝血途径的状况。

第2节　出血时会有哪些表现

医常识

血液病患者常见的出血部位

大部分血液病患者在治疗及康复过程中都出现过不同程度的出血。出血部位因病种不同而有所差异，但通常以皮肤、黏膜、鼻腔及牙龈出血多见，严重者容易发生关节出血和内脏出血，内脏出血多为重症，表现为消化道出血、泌尿系统出血及女性生殖道出血（月经过多）等，严重者可发生颅内出血而导致死亡。

医学角

不同部位的出血会有哪些临床表现

1. 皮肤出血　主要表现为全身皮肤散在或密布瘀点或瘀斑，严重者会有血肿，血肿部位皮肤温度可能较正常部位略高。通常是由于血小板减少或功能异常导致的。

2. 黏膜出血　主要表现为牙龈出血、鼻腔黏膜出血和消化道出血。

3. 鼻腔出血　鼻腔出血是血液病中较为常见的症状之一，尤其是在血小板减少症或某些凝血功能障碍患者中更为常见。前、后鼻腔均可发生出血，前鼻腔出血经过压迫止血效果较后鼻腔效果好，后鼻腔出血可能会出现暂时的黑便，为经口腔咽下去的鼻腔出血所致。

4. 消化道出血　表现为呕血或黑便，可伴有腹痛，是血液病中较严重的一种出血表现。出血量大者可出现心慌、乏力、口干、晕厥、四肢湿冷、少尿和烦躁不安等休克表现。

5. 泌尿系统出血　主要表现为血尿。

6. 颅内出血　最严重的情况就是发生颅内出血，患者表现为头痛、恶心、呕吐、昏迷，甚至危及生命。

7. 女性患者月经量可能会增多、经期延长。

医识库

如何识别上消化道出血和下消化道出血

1. 症状表现　上消化道出血常伴有呕血（鲜红色或咖啡色）和黑便（呈焦油样），可能伴有急性上腹痛、烧心、反酸等症状。下消化道出血常见便血（鲜红色，通常与大便混合），也可能出现暗红色或黑色大便，但相对较少见，可能伴有急性下腹痛和脐周疼痛；大量出血时，两者均可能出现失血性贫血和休克症状。

2. 体格检查　上消化道出血可伴有贫血症状，如面色苍白、乏力、心悸等；下消化道出血常伴有腹痛、腹部包块等症状。

3. 辅助检查　胃镜检查是鉴别上消化道出血的常用方法，可以直接观察到食管、胃和十二指肠的情况，确定出血部位和原因。结肠镜检查用于观察结肠和直肠的情况，是鉴别下消化道出血的重要手段。

第 3 节　出血时需要采取哪些措施

对于血液病患者来说，预防和控制出血是非常重要的。患者应与医疗团队紧密合作，重视出血的防治，以减少出血风险，改善症状，提高生活质量。

医常识

发生出血可以采取的止血措施

1. 冷敷　冷敷可以使血管收缩，减少血液流出。

2. 压迫止血　压力可使血管受压阻断血液流出，同时压迫周围组织，造成局部组织缺氧，刺激血小板聚集和凝血因子释放，促进血液凝固。

3. 填塞止血　通过纱布、棉球或明胶海绵等填塞，起到压迫止血的作用。

4. 介入手术　介入止血又称“经导管血管栓塞术”，是指在数字减影血管造影（DSA）下行血管造影并将导管插入出血血管内，注入栓塞物质，封堵出血部位的动脉，从而达到止血的作用。常用于消化道大出血、脾破裂及血管破裂等患者。

5. 药物治疗及血液制品输注　出现出血情况及时到医院就诊，根据医生医嘱应用药物治疗，必要时输注凝血因子制剂或成分输血（如新鲜冰冻血浆、低温冷沉淀、血小板输注）。

医学角

居家期间发生出血怎么办

1. 口腔、牙龈出血　冷水漱口，局部冷敷，采取棉球局部压迫止血。不可用牙签剔牙，增加漱口次数，暂时停止刷牙。有条件时可使用蘸有止血药物的棉球压迫止血。

2. 鼻腔出血　指尖捏住鼻翼根部，可使用冰毛巾或冰块进行鼻翼部冷敷；鼻腔棉球充分填塞，可遵医嘱使用肾上腺素棉球充分填塞，出血不止者可去医院进行油纱条、明胶海绵填塞。

3. 眼底出血　避光、休息、勿抓挠揉搓，可用冷湿毛巾或冰袋在闭着的眼睛上进行冷敷。遵医嘱应用卡络磺钠、酚磺乙胺、凝血酶等止血药物。

4. 皮肤出血　保持皮肤清洁，注意观察全身皮肤出血情况。卧床休息，穿棉质宽松衣服，床单及被褥柔软无褶皱，避免皮肤受摩擦挤压。勿热敷及搔抓，出血点逐渐增大者可尝试用纱布、棉球等干净物品进行压迫止血，严重者及时就医。

5. 颅内出血　卧床休息，避免情绪激动。意识丧失者，头偏向一侧，避免舌后坠及误吸，立即就医。

6. 消化道出血　禁食禁水，卧床休息。适当抬高床头，呕吐时头偏向一侧，防止窒息或误吸，保持呼吸道通畅。观察患者呕吐物及大便的颜色、量及性状，并记好出入量。及时跟医生沟通就医。

7. 泌尿系统出血　多饮水、多排尿，避免刺激，及时就医。

医识库

介入性血管内栓塞术止血特点及适应证

介入性血管内栓塞术又称“超选择性动脉内栓塞术”，是介入性血管内治疗技术的一种，常用于控制出血、术前辅助性栓塞和治疗性栓塞。介入性血管内栓塞术止血是在 DSA 影像设备引导下进行，通过血管穿刺、插管即可快速完成诊断，确定病灶部位，然后尽快接受介入术，达到迅速止血的目的，具有精准、迅速、有效、创伤小、恢复快和复发率低等的特点。目前已经成为很多疾病急症止血的首选方法，包括各种难以控制的非血液病性出血，如肺结核、支气管扩张引起的大咯血，上消化道溃疡引起的上消化道大出血，恶性肿瘤晚期大出血，鼻出血等；创伤性内出血，骨盆骨折内出血、肝破裂出血、脾破裂出血等。

第 4 节　出血时需要注意什么

医常识

出血时要注意观察哪些情况

发生出血情况的血液病患者，重点需要观察以下几点。

1. 观察患者的体温、脉搏、血压及神志的变化，询问患者有无其他不舒服的感觉。

2. 观察患者皮肤黏膜有无出血点、瘀斑，出血的部位、范围和出血点的数量，有无明确的原因或诱因。

3. 有无鼻腔、口腔黏膜及牙龈出血。

4. 有无头晕、头痛、视物模糊等颅内出血的表现；观察有无脏器的出血，如呕吐物、尿、便的颜色、量及性状。

5. 定时检测患者血小板计数和凝血功能。

医学角

如何预防出血

1. 注意休息，在医生指导下根据血小板计数及病情进行适度活动，避免剧烈运动，以防意外受伤导致出血。

2. 注意室内温度和湿度的调节，避免过于干燥或潮湿的环境对鼻腔、口腔等黏膜造成刺激。

3. 饮食宜清淡、易消化，避免食用过硬、辛辣、油炸等刺激性食物，以防止口腔黏膜擦伤引起出血。每日饮水 2000 毫升左右，多进食新鲜蔬菜及水果，保持大便通畅，勿用力排便，如有便秘遵医嘱应用通便药或通便剂。

4. 平时穿宽松、柔软、透气的衣物，避免衣物过紧或材质粗糙对皮肤造成摩擦。勤剪指甲，避免抓伤皮肤。

5. 平时不要用力擤鼻涕，勿挖鼻孔，鼻腔干燥时可使用薄荷油滴鼻保持湿润。用软毛牙刷刷牙，口腔有明显出血倾向或血小板计数过低时暂停刷牙，不要用牙签剔牙，以防损伤牙龈引起出血。

6. 血小板计数 $<50\times10^9$/ 升时，洗澡时水温不能过高，以防加重皮肤出血，减少活动。血小板计数 $<20\times10^9$/ 升时应卧床休息，警惕颅内出血。

7. 监测皮肤黏膜出血的情况，如瘀点、瘀斑、牙龈出血、鼻出血等；有无内脏出血的表现，如月经量明显增多、呕血或便血、咯血、血尿、头痛、视力改变等。一旦发现异常症状及时就医。

8. 保持情绪稳定，避免激动。出现头痛、视物模糊、喷射性呕吐等情况立即报告医护人员处理，谨防颅内出血。

9. 定期随访复查，监测血常规、凝血功能等相关检查及病情变化。

医识库

应用糖皮质激素应注意哪些问题

1. 服药时间　尽量在早上 7 点左右服用糖皮质激素，减轻对机体的不良影响。平时一定严格遵医嘱服用药物，按时、按量、按疗程用药，不可自行减量或停药，以免加重病情。用药一段时间后往往食欲增强，应注意饮食适当，不要过量，防止身体过于发胖。

2. 监测血压、血糖　服用大剂量糖皮质激素的患者可出现高血压及高血糖，日常要注意监测血压、血糖，如有异常及时与医生联系。

3. 预防感染　用激素治疗后可诱发或加重感染，对于患感染性疾病者，如结核病，要及时告知医生，以便同时采取抗感染的治疗措施，或必要时停用激素药。

4. 其他　用药后，往往出现向心性肥胖、皮肤变薄、痤疮等外观的变化，停药后会慢慢恢复，不用担心和焦虑。

第三章 感染

第 1 节 为什么血液病患者比普通人更容易遭受感染

在日常生活环境中，细菌、病毒、真菌无处不在，血液病患者是容易被感染人群。

医常识

血液病患者感染的发生与粒细胞减少密切相关。当成熟中性粒细胞计数 $<0.5\times10^9$/ 升时，称为粒细胞缺乏，此时，感染的发生率明显增高。血液病患者存在粒细胞减少、免疫功能低下，加上化疗、放疗、长期使用糖皮质激素、免疫抑制剂等情况，使机体抵抗力进一步降低，更容易发生感染。

医学角

感染的类型有哪些

1. 细菌感染 人体正常体表与外界环境相通的各种腔道，如口咽部、肠道、泌尿生殖道，存在着各种的微生物。这些微生物在人体免疫功能正常的情况下，对人体是有益无害的，称为正常菌群。一旦菌群之间的平衡被破坏，就会造成菌群失调，可能导致感染。如果机体免疫功能下降，使原来聚集于口咽部、肠道、泌尿生殖道的正常菌群移行到其他易感部位，也会导致感染。

2. 病毒感染 以单纯疱疹病毒感染最为常见，多发生在口周、口腔、食管及会阴部。带状疱疹亦较多见，尤其易见于长期大剂量应用化疗药物及造血干细胞移植患者。

3. 真菌感染 以白念珠菌最为常见，主要来源于患者的消化道，可引起重度的口咽部黏膜炎和食管炎。其次为曲霉菌感染，主要因吸入空气中的曲霉菌孢子，在肺部形成炎症，进而产生小脓肿。

4. 寄生虫感染 血液病患者行造血干细胞移植时，耶氏肺孢子菌感染可致间质性肺炎。

血液病患者易感染部位有哪些

常见的感染部位为口腔、肺部、肛周及皮肤，其次为胃肠道、泌尿道及鼻咽部；长期留置静脉导管的部位，因皮肤完整性破坏，也容易遭受感染；部分患者的感染部位不明确。

医建议

免疫力是人体自身的防御机制，血液病患者免疫力较普通人差，这更要求其要保持规律的、正常的饮食生活习惯。

1. 充足的睡眠 保证每天 7 ~ 8 小时的睡眠，规律睡眠，避免熬夜。

2. 均衡饮食 摄入丰富多样的食物，保证蛋白质、维生素、矿物质的摄入。

3. 合理饮水 每天按每千克体重 40 毫升水的标准饮水，保持身体水分平衡。

4. 愉快心情 避免长期处于压力状态，保持心情愉快。

5. 合理运动 每周至少运动三次，可以选择健身操、瑜伽、慢跑等。

这些措施有助于提高免疫系统的抵抗力，预防感染。

第 2 节 感染时身体有哪些变化

人体不是一台永动机，当运行久了，可能会出现大大小小的问题，如体温升高；全身酸痛、无力；鼻塞咽痛；咳嗽咳痰；皮肤红、肿、热、痛等。在这些表象的背后，身体在悄悄发生哪些变化呢？

医常识

白细胞——人体与疾病斗争的卫士

当病菌侵入人体时，白细胞能通过变形而穿过毛细血管壁，集中到病菌入侵部位，将病菌包围、吞噬。当体内的白细胞的数量高于正常值，可能发生感染。

医学角

体内细胞的变化

当细菌、病毒或真菌等微生物侵入人体细胞时，开始迅速繁殖。最初，这些微生物会伪装成正常细胞以逃避免疫系统的侦查。然而，当它们的数量增加或当免疫系统功能减弱时，微生物会暴露。此时，血液中的单核细胞会迁移到受感染的组织中，转变为巨噬细胞。

巨噬细胞平时负责清理体内的细胞碎片，但在发现敌人后，它们会吞噬入侵者，并将其抗原呈递给免疫系统进行激活。当入侵者数量庞大时，巨噬细胞会召唤中性粒细胞来协助。

中性粒细胞会直接吞噬入侵者，并释放抗菌蛋白质对其进行破坏。在面对大量入侵者时，中性粒细胞可能会采取自杀式攻击，释放染色质网捕捉并杀死入侵者。这时，身体会产生大量脓液，这实际上是死去的中性粒细胞和巨噬细胞的残骸。

为了抑制入侵者的繁殖并促进巨噬细胞和中性粒细胞的活化，下丘脑会将体温升高 1 ~ 2℃，造成发热。此时，身体其他部位会收缩表层血管以减少热量损失，导致手脚冰冷。消化系统的能量也会被转移用于对抗感染，导致食欲减退。此外，身体还能通过咳嗽、咳痰、打喷嚏、流鼻涕等方式排出入侵者。

第 3 节　感染时身体如何防御

医学角

人体免疫系统的三道防线

1. 第一道防线　皮肤黏膜屏障，主要起到阻挡的作用，属于非特异性免疫，并不针对特定的病原体，包括以下几方面。

（1）菌群屏障：正常菌群与有害菌竞争营养物质，分泌抗菌物质，抵抗病原菌感染。

（2）化学屏障：皮肤黏膜分泌杀菌、抑菌物质。

（3）物理屏障：皮肤黏膜像城墙一样将病原体阻挡在外。

2. 第二道防线　固有免疫系统，主要是体液中的杀菌物质和吞噬细胞，属于非特异性免疫，包括以下几方面。

（1）巨噬细胞：吞噬突破第一道防线的病原体。

（2）中性粒细胞：杀伤和破坏大量入侵者。

（3）自然杀伤细胞：摧毁被感染的细胞。

（4）补体蛋白：在细菌上打洞，标记需要吞噬的病原体。

3. 第三道防线　适应性免疫系统，又称“抗体防护”，属于特异性免疫。适应性免疫系统能记住曾经入侵的病毒，当它们再次入侵时，就会快速产生抗体以应对人体再次感染。包括下面几方面。

（1）B 淋巴细胞：产生抗体与抗原结合，阻止病原体入侵。

（2）杀伤 T 细胞：直接杀死被感染的细胞。

（3）辅助 T 细胞：分泌细胞因子，调节免疫过程。

（4）淋巴结：为免疫细胞作战提供场所。

（5）记忆细胞：记录作战经验。

医常识

小小疫苗作用大

疫苗由病原微生物（包括细菌、病毒等及其代谢产物）经过人工的减毒、灭活或者利用基因工程等方法制成。疫苗接种属于特异性免疫，可刺激人体免疫系统产生针对相应病原微生物的抗体，当人体再次接触到这种病原微生物时，免疫系统便会依循其原有的记忆，制造更多的抗体来阻止病原微生物的伤害。

医建议

哪些措施能帮助血液病患者预防感染

1. 皮肤护理　保持皮肤完整、清洁，如果不能淋浴也需要每日擦浴，尤其是腋下、腹股沟等褶皱处。便后需要清洗会阴部、进行肛周坐浴等。

2. 五官护理　保持黏膜完整，使用漱口水清洁口腔，勿揉眼、抠鼻、挖耳，出现红、肿、热、痛等异常及时就医。

3. 肠道护理　为避免肠道内机会致病菌的感染，应注意饮食卫生。选用高蛋白、高热量、富含维生素的软食，忌食生、冷、不洁食物。

4. 导管护理　保持导管贴膜的完好，避免碰水，按时换药，如遇贴膜卷边、针眼发红疼痛等异常，及时就医。

5. 保护性隔离　血液病患者应与其他病种患者分开居住，可根据不同的医疗条件采用不同的防护措施，常见如单人隔离病房、无菌隔离床、层流病房等。

第 4 节　感染时可以请哪些“外援”

随着医药生物技术的发展，抗生素的类型也逐渐增多，各种新型药物层出不穷，在一定程度上有效减轻了血液病患者的感染症状，挽救其性命。

医学角

1. 青霉素类　如青霉素、甲氧西林、阿莫西林、哌拉西林等，适用于链球菌、肺炎链球菌，对青霉素敏感的金黄色葡萄球菌等革兰氏阳性菌感染，包括败血症，肺炎、脑膜炎、呼吸道感染等。

2. 头孢菌素类　如头孢拉定、头孢克洛、头孢他啶、头孢吡肟等，适用于葡萄球菌、溶血性链球菌、肺炎链球菌所致的上下呼吸道感染，皮肤软组织感染，败血症，敏感的大肠埃希菌，奇异变形杆菌等引起的尿路、腹腔、盆腔感染。

3. 碳青霉烯类　如亚胺培南 - 西司他丁、美罗培南等，适用于各种革兰氏阳性球菌、革兰氏阴性杆菌（包括铜绿假单胞菌）和多数厌氧菌感染，以及尚未查明病原菌的免疫缺陷患者中重症感染的经验治疗。

4. β- 内酰胺酶抑制剂及其与 β- 内酰胺类抗生素配伍的复方制剂　如阿莫西林 - 克拉维酸，氨苄西林 - 舒巴坦，头孢哌酮 - 舒巴坦等，适用于流感嗜血杆菌、大肠埃希菌等肠杆菌科细菌，亦可用于耐甲氧西林金黄色葡萄球菌感染，以及铜绿假单胞菌和拟杆菌属等厌氧菌感染。

5. 氨基糖苷类　如链霉素、庆大霉素、阿米卡星、依替米星等，适用于中、重度肠杆菌科等革兰氏阴性杆菌、铜绿假单胞菌、葡萄球菌等感染。

6. 大环内酯类　如红霉素、阿奇霉素、克拉霉素等，适用于革兰氏阳性菌所致的呼吸道、皮肤、眼、耳鼻喉及口腔的感染，以及支原体、衣原体感染。

7. 林可霉素类　适用于敏感的肺炎链球菌、其他链球菌（肠球菌除外）及耐甲氧西林金黄色葡萄球菌所致的感染。克林霉素还可用于厌氧菌感染。

8. 糖肽类　如万古霉素和去甲万古霉素等，适用于耐药革兰氏阳性菌所致的严重感染。

9. 硝基咪唑类　甲硝唑和替硝唑等适用于厌氧菌感染。

10. 喹诺酮类　如氧氟沙星、环丙沙星、莫西沙星等，适用于肠杆菌属等革兰氏阴性杆菌所致的下呼吸道感染，以及肺炎链球菌、溶血性链球菌所致的上呼吸道感染。

医识库

抗生素具有抑制或杀灭其他病原微生物的作用，但滥用抗生素将带来一系列的问题。

1. 细菌耐药性增加　不断使用抗生素会使细菌逐渐适应药物，产生抗药性，使原本有效的抗生素变得无效，增加治疗难度。

2. 破坏微生态平衡　抗生素在杀灭致病菌的同时会损害有益菌群，导致肠道菌群失衡，引发消化不良、免疫系统失调等健康问题。

3. 不良反应和过敏　过度使用抗生素会导致皮疹、荨麻疹等药物过敏症状，甚至药物性肠炎。

4. 全球公共卫生危机　耐药性细菌的传播不受国界限制，治疗感染性疾病变得更困难。

医建议

抗生素的使用是一把双刃剑，合理使用抗生素可以帮助患者对抗感染，提高治疗效果，减缓耐药性的发展，降低不良反应风险。医生应根据具体情况选择合适的药物，避免使用不必要的广谱抗生素，明确用药剂量和疗程。患者应严格按医嘱用药，不得自行增减剂量，防止耐药性的产生。

第四章 疼痛，身体疼痛是种病

第 1 节　骨痛的罪魁祸首

疼痛是大家非常熟悉的一种感觉，是人体对环境刺激做出的防御性反应。如果有潜在疾病或创伤，就可能出现疼痛症状，影响日常学习、工作和生活。血液病不应该是血液里出了问题吗，为什么会出现骨痛呢?

医常识

骨髓的秘密

骨髓封闭在骨松质腔隙和长骨骨髓腔内，由多种类型的细胞和网状结缔组织构成，是柔软且富有血液的组织。人体大约有 5000 毫升血液，含有 1600 ~ 3700 克骨髓。骨髓分为红骨髓和黄骨髓，红骨髓的重量约 1000 克，终身具有活跃的造血功能，我们常说的造血干细胞就来源于红骨髓。

骨髓与血液的关系

骨髓是人体的主要造血器官之一，当血液出了问题，可能源头在骨髓。例如急性白血病就是起源于骨髓中幼稚或原始造血干细胞的恶性肿瘤；慢性白血病、多发性骨髓瘤起源于骨髓中比较成熟的造血细胞的肿瘤。还有部分血液病，如恶性淋巴瘤，起源于骨髓以外的造血器官淋巴结等，但最终也可能侵犯骨髓。所以，血液疾病可能会通过骨痛来向我们传递讯息。

医识库

不同血液病的骨痛症状各不相同

1. 白血病　白血病引起骨髓内的白血病细胞大量增生，然而骨髓腔容量有限，使得骨髓腔内的张力增高，引起疼痛。另外，白血病细胞还可浸润破坏骨骼的皮质和骨膜，也可引起骨痛。白血病的骨痛以肋骨多见，虽然骨骼疼痛剧烈，但查体正常，既无局部红肿，也无皮肤温度改变。

2. 多发性骨髓瘤 其骨痛主要由于骨骼破坏所引起，以腰骶部最常见，其次是胸肋骨，四肢长骨较少见。骨髓瘤细胞可以导致骨骼失钙、骨质疏松、骨质破坏，容易发生病理性骨折。

3. 淋巴瘤 淋巴瘤细胞侵犯骨骼时即可出现骨骼疼痛，主要侵犯的骨骼依次有胸椎、腰椎、肋骨、骨盆、股骨和颈椎。疼痛一般局限于病变部位，局部可有明显压痛。

4. 朗格汉斯组织细胞增生症 可累及多个组织和脏器，主要表现为溶骨性改变，常侵犯长骨、颅骨、肋骨、盆骨等。骨骼破坏会造成骨骼疼痛，还可伴有局部红肿。

医建议

虽然血液病可能导致疼痛，但大家也不要过于紧张。生活中，还有各式各样的疼痛发生：久坐后的腰背痛、肩颈痛；运动过度后浑身酸痛；长期行走之后的腿痛；关节炎、骨膜炎、结核病、骨折等都可能导致骨痛。当身体出现疼痛的症状，不应直接怀疑是不是得了血液病，应及时就医，配合医生检查，排除其他问题。

第 2 节 镇痛药，你用对了吗

人们在生活中常会出现各种各样的疼痛，几乎每家每户都会备有一些镇痛药，遇到疼痛可以直接服药吗？颈肩痛、腹痛或骨痛，可以用同一种镇痛药吗？

医常识

疼痛发生了，怎么办

首先，要明确当身体出现不明原因的疼痛，应及时去医院就诊，查出疼痛原因。部分内脏器官的疼痛，自己很难辨别哪里出了问题。如果盲目过早服用镇痛药，虽然可以暂时缓解疼痛，但由于服用镇痛药后掩盖了疼痛的部位和性质，不利于医生观察病情和判断患病部位。另外，服用镇痛药后，患者暂时感觉不到疼痛了，可实际上疾病可能在进一步恶化，如异位妊娠发生大出血、阑尾炎继发坏死和穿孔，这种暂时的镇痛会掩盖真实的病情，会使病症发展加重，造成严重后果。

医学角

镇痛药的种类

1. 非甾体抗炎药 阿司匹林、布洛芬、吲哚美辛、对乙酰氨基酚、保泰松、罗非昔布、塞来昔布等。这类药物镇痛作用比较弱，没有成瘾性，用于一般常见的疼痛，如头痛、牙痛、关节痛、痛经等。

2. 中枢性镇痛药 盐酸曲马多缓释片、卡马西平片、普瑞巴林胶囊等。这类药物一般不优先考虑使用，主要用于中等程度的急性疼痛及术后疼痛、癫痫、三叉神经痛、严重偏头痛等。

3. 麻醉性镇痛药 吗啡、哌替啶等阿片类镇痛药。这类药物镇痛作用很强，主要用于晚期癌症患者。长期使用会成瘾，属于医院严格管控药物。

4. 解痉镇痛药 硫酸阿托品片、颠茄片、山莨菪碱等。主要用于治疗胃肠和其他平滑肌的痉挛性疼痛，如胃肠、胆道、泌尿道的绞痛。

5. 抗焦虑镇痛药 盐酸阿米替林片、地西泮片等，主要用于精神类疾病患者镇痛，配合此类药物可以稳定情绪、放松肌肉。

医建议

在使用镇痛药前，请务必咨询医生或药师，以确保药物适合患者症状。有些人为了快速缓解疼痛，会给自己加量使用镇痛药，但药物不会因为简单加量，效果就能加倍，反而加量后药物依赖性和耐受性会增加，还可能因剂量的累加而增大毒副作用。也不可自行同时服用多种镇痛药，商品名不同的镇痛药，其主要成分可能相同，同时使用，无形中会超量，引起不良反应。

第 3 节 使用镇痛药的注意事项

目前，市面上能买到的镇痛药种类繁多，缺乏医药知识的大众会自行选择药物使用。正确合理使用镇痛药可起到减轻疼痛的作用，但如果使用不当，则会对身体造成损害。

医学角

滥用镇痛药的不良反应

滥用镇痛药是指不按照医嘱或药品说明书，长期地、超剂量地或不合理地使用，可能导致以下身体伤害。

1. 肾损害 以吲哚美辛较多见，可引起慢性间质性肾炎、肾功能不全等。

2. 诱发胃溃疡 水杨酸类、阿司匹林、吲哚美辛等可刺激胃黏膜，引起严重胃肠反应。

3. 出血倾向 水杨酸、阿司匹林等能影响血小板的生理功能，使凝血时间延长。

4. 白细胞减少 安乃近、保泰松、吲哚美辛可抑制骨髓而引起的白细胞减少。

5. 肝损害 阿司匹林、保泰松、吲哚美辛可引起转氨酶升高等肝损害症状。

6. 过敏反应 安乃近、对乙酰氨基酚可引起过敏反应，出现皮疹、发热或加重哮喘。

7. 中枢神经系统症状 使用吲哚美辛可能出现如头痛、眩晕等。

医识库

忍痛对我们有害无益

在医生的指导下合理用药，科学把握好镇痛的使用时机，才可以达到缓解疼痛的最佳效果。缓释片药物，起效速度缓慢，不能等到疼了再吃；如果自己知道不吃镇痛药肯定会疼就要遵医嘱，规律吃、按时吃，副作用会小一些，精神也会好一些；如果私自断药，痛起来再去吃，可能药量会加倍。

服用镇痛药不要空腹或饮酒

空腹服用镇痛药可引起胃部不适、消化不良和上消化道出血等症状，所以尽量在饭后服用。酒精可增加药物毒性，患者若在饮酒前后服用镇痛药可造成肝脏和肾脏的损害。

不要长期服用同一种镇痛药

因慢性疼痛而需要长期使用镇痛药的患者，容易出现药物耐受性问题。防止或减少药物耐受性的方法：尽可能综合应用辅助药物，以加强镇痛效果；交替应用不同类型的镇痛药物而不要单用一种药物；疼痛减轻后，应逐渐调整药物剂量，用药的间隔时间也可适当延长；同时配合其他镇痛方法进行治疗。

医建议

我国有句古话“是药三分毒”，也正是因为这句话，许多人拒绝服药，担心其毒性对身体有伤害；也有些患者不愿意承认病程在进展、不想分散医生治疗的注意力或者害怕成瘾而不愿意接受阿片类药物治疗。如今，我们需要让患者了解更多的药物信息，让其懂得使用药物的利弊，而不是因噎废食放弃必要的治疗或者强忍痛苦。同时，在整个治疗过程中，医务人员会不遗余力地给予患者帮助。

第 4 节 疼痛来袭，除了吃药还可以这么做

目前，疼痛已成为继体温、脉搏、呼吸、血压四大生命体征之后的第五大生命体征，痛是一种个人的、主观的、多方面的体验，根据不同的生理、心理、社会和文化因素而变化。当疼痛发生，除了吃药，还能怎么做呢？

医常识

非药物性镇痛的方法

1. 分散注意力 通过分散注意力来减轻疼痛感。鼓励患者多做喜欢的事情，如听音乐、看电视、玩游戏等，这对缓解轻微疼痛效果较好。

2. 伸展和放松 通过伸展骨骼肌，减轻肌肉紧张，阻断和缓解疼痛，缓解因疼痛引起的焦虑、抑郁和恐惧等负面情绪。

3. 心理支持　通过心理支持帮助患者树立战胜疾病的信心，从而缓解疼痛。加深与患者的交流，让他们适当发泄负面情绪，给予耐心的安慰和陪伴，使患者感受到家人的支持。

4. 按摩　根据疼痛部位，患者可以自己或由他人进行缓慢、稳定的环形按摩，也可以按摩如足三里、内关、合谷等穴位。

5. 冷敷　使用冷敷的方法可减轻疼痛。

这些方法有助于缓解疼痛，提高患者的生活质量。

医学角

疼痛的分级

世界卫生组织将疼痛分为四级。

0 级：无痛。

1 级（轻度疼痛）：可以忍受，睡眠不受影响，日常生活正常。

2 级（中度疼痛）：难以忍受，影响睡眠，需要使用镇痛药。

3 级（重度疼痛）：疼痛剧烈，睡眠严重受到干扰，必须服用镇痛药。

疼痛的评估

目前，疼痛还不能像测量体温、血压那样客观地、准确地测定，多采用量表来评估疼痛。简单的疼痛程度评估量表是要求患者从 0 ~ 10 给自己打分。0 代表无痛，1 ~ 3 代表轻微疼痛，4 ~ 6 代表中度疼痛，7 ~ 10 代表重度疼痛，10 则代表患者能想象的最剧烈的疼痛。

医生可根据疼痛值，来选择使用镇痛药的种类或调节镇痛药的用量。这种方法不但可以明确表达患者疼痛的程度，而且可以反映给药后的动态变化。

医建议

“疾病可以伤害肉体，而疼痛可以摧毁灵魂”，如何有效、快速、准确地控制疼痛，最短时间内最大程度地缓解患者痛苦，是长久以来医务工作者不懈努力以求解决的一个重要问题。随着医疗技术的发展，镇痛方式除了药物治疗，还有物理治疗、针灸按摩、外科手术、神经阻滞及毁损、神经刺激疗法、患者自控镇痛等，所以不要害怕和绝望，有痛就大声说出来。

第五章 骨折，预防起来很重要

第1节 隐秘的多发性骨髓瘤

腰腿疼在中老年人中较为常见，许多人认为这只是因劳累或休息不足引起的，直到出现骨痛或骨折才去就医。然而，这些症状可能隐藏着一种血液病——多发性骨髓瘤。患者不禁发问：我只是骨折了，怎么就确诊了血液病?

医常识

不被熟知的血液病

由于各种影视题材、广告的传播，大家生活中最熟悉的血液病是白血病，然而白血病的发病率在各类血液病中只排第三位，前两位分别是淋巴瘤和多发性骨髓瘤，其中多发性骨髓瘤鲜有人知。多发性骨髓瘤在我国的发病率为十万分之一至十万分之二，由于其临床表现多样，漏诊和误诊并不罕见。

医学角

为什么多发性骨髓瘤容易误诊

多发性骨髓瘤病程发展缓慢且隐匿，临床表现无特异性，易与其他疾病混淆。常见症状如下。

1. 骨痛 70% 以上的患者出现骨痛，尤其是背部和肋骨处的骨痛，常为首发症状。

2. 感染 多发性骨髓瘤免疫细胞活动异常，有些患者易发生感冒、肺炎等呼吸道疾病或泌尿系统感染（女性患者易发），常常以发热为首发症状就诊。

3. 肾病　患者常因血尿或蛋白尿就诊于肾内科或中医科，被误诊为肾炎等，长期得不到有效治疗，使病情进展至晚期或发展至尿毒症。

4. 贫血和出血　由于瘤细胞可抑制骨髓中正常红细胞的生成，90% 的患者有贫血表现。同时，由于血小板减少，患者有出血倾向，皮肤黏膜出血较多见，严重时内脏及颅内也有出血。

5. 血液黏稠度高　部分患者血浆 M 蛋白增多，发生高黏滞血症，血管内血流缓慢，患者常感到头晕、复视、视力减退甚至出现昏迷。

6. 高钙血症　由于骨质被破坏，钙质进入血液而导致超过 1/3 的患者可能出现高钙血症，表现为恶心、呕吐、腹痛、多尿等。

80% 以上的患者首次就诊科室为肾内科、骨科或内分泌科，如果接诊医生对多发性骨髓瘤缺乏了解，容易导致误诊。

为什么多发性骨髓瘤是血液肿瘤

浆细胞是一种特殊的白细胞，产生于骨髓中，负责生成抗体，帮助抵御感染。但在多发性骨髓瘤患者体内，这些浆细胞异常增殖，侵袭骨骼，产生大量异常抗体（M 蛋白），导致骨质破坏和病理性骨折。当恶性浆细胞占据骨髓，正常血细胞生成受阻，红细胞减少引发贫血，白细胞减少增加感染风险，血小板减少导致出血风险。此外，异常抗体还可能损害肾脏功能，引发肾衰竭。

医建议

中老年人一旦出现不明原因的长期骨痛、多次骨折，特别是骨痛、骨折发生在肋骨、脊柱、颅骨、盆骨等部位，有不明原因的贫血、蛋白尿、血尿以及反复感染，要警惕多发性骨髓瘤的可能，建议到医院血液科就诊，进行血液生化、免疫球蛋白测定，骨髓穿刺及骨骼的影像学检查，以便及早明确诊断。早发现、早治疗将大大提高患者的生存机会。

如何预防骨折

平日应睡硬板床加海绵垫。因为硬板床能使患者的骨骼、脊柱等保持平直，以免骨组织受到损伤；海绵垫可使支撑体重的面积宽而均匀，从而降低骨隆突部位皮肤所受的压力，患者感觉柔软、舒适，还可延长翻身的间隔时间。

不做剧烈活动和扭腰、转体等动作。患者避免长时间站立、久坐或固定一个姿势，防止负重发生变形。除脊柱压缩性骨折或骨盆骨折需要卧床休息外，应鼓励患者适当活动，以促进肢体血液循环，防止骨质进一步疏松。外出活动时，应由家人陪同以防跌伤。

第 2 节　从绝症到慢性疾病

多发性骨髓瘤传统治疗方法疗效并不理想，但随着医学技术的发展，新一代的免疫调节剂、蛋白酶体抑制剂和自体造血干细胞移植等治疗方式层出不穷，均可显著延长患者的生存期，并可有效控制疾病进展，阻止其对不同器官的损害。

医学角

多发性骨髓瘤的常见致病因素如下。

1. 遗传因素　某些基因突变可能增加患多发性骨髓瘤的风险。

2. 年龄　多发性骨髓瘤在老年人中更为常见，尤其是 65 岁以上人群。

3. 性别　男性患病率略高于女性。

4. 家族史　有多发性骨髓瘤或其他血液病家族史的人患病风险更高。

5. 辐射暴露　暴露于高剂量辐射可能增加患病风险。

6. 某些化学物质　接触如农药、苯等化学物质，可能增加患病风险。

7. 免疫系统疾病　患有某些免疫系统疾病的人患病风险更高。

8. 肥胖　BMI 较高的人患病风险增加。

虽然以上因素可能增加患病风险，但并不是每个有这些风险因素的人都会患多发性骨髓瘤。具体的病因和发病机制仍在研究中。

医识库

多发性骨髓瘤的诊断方式

医生通过综合多项检查结果来诊断多发性骨髓瘤，包括以下几方面。

1. 血液和尿液检测　检测 M 蛋白水平，评估肾功能和钙水平。

2. 骨髓活检　抽取骨髓样本，观察浆细胞的数量和形态。

3. 影像学检查　如 X 线片、CT、MRI 等，用于检测骨骼病变。

4. 基因检测　分析染色体和基因突变情况，评估预后和指导治疗。

医前沿

新药的不断开发

近年来，多种新药获批用于多发性骨髓瘤的治疗，分别是第 3 代免疫调节剂泊马度胺、第 2 代蛋白酶体抑制剂卡非佐米、核输出蛋白抑制剂塞利尼索以及用于骨髓瘤骨病治疗的地舒单抗。此外达雷妥尤单抗，获批用于初治不适于移植患者的治疗。

我国也正在努力解决患者的经济负担。比如在 2017 年后，治疗多发性骨髓瘤的核心药物硼替佐米、伊沙佐米、来那度胺，先后进入了国家医保药品目录。2018 年后，国产的硼替佐米和来那度胺也进入市场，进一步降低了药物价格。2019 年，硼替佐米和来那度胺可以同时报销。新药的获批和医保政策的改变，使药物的可及性大大提高。

新型疗法不断涌现

除了上市的一系列药物，还有更多针对多发性骨髓瘤的新型疗法不断涌现。如 B 细胞成熟抗原靶点的抗体以及嵌合抗原受体 T 细胞免疫治疗疗法（CAR-T），在美国已获批用于难治复发多发性骨髓瘤的治疗。其他双特异性抗体等措施使患者的生存期不断提高，部分患者有望实现治愈。

第 3 节　维持治疗很重要

在多发性骨髓瘤的整体治疗策略中，维持治疗很重要。维持治疗可以延长疗效的持续时间、延长患者的无进展生存期、总生存期，甚至提高患者生活质量。因此，多发性骨髓瘤也需要像糖尿病、高血压、冠心病这类疾病一样，被当作慢性疾病来进行长期管理。

医常识

为什么维持治疗难坚持

调查发现，我国不少多发性骨髓瘤患者，并没有按要求用药。多发性骨髓瘤的治疗是一个长期的过程，而且由于疾病本身及治疗药物副作用的影响，容易导致患者失去坚持治疗的信心。另外，多发性骨髓瘤患者整体年龄偏大，每次治疗还需要家属请假陪伴，当身体症状逐渐缓解，患者可能就会觉得自己已经好转，不需要再频繁地去医院。如果用药时断时续，治疗效果自然要打折扣。

用药的误区

不少患者缺少基本的医学常识，对多发性骨髓瘤发病机制或者各种疗法背后的机制并不清楚。即使在医院接受正规治疗的患者，在治疗过程中，如果遇到一些副作用，也很容易听信他人偏方。比如免疫调节剂长期使用后，容易导致骨髓抑制，造成红细胞、血小板下降，这时候，就会有病友建议饮用各种补血口服液，但这是不对的！因为这些补血口服液是针对缺铁性贫血症状的，而多发性骨髓瘤患者之所以贫血，是因为造血干细胞被抑制。看起来都是贫血，但本质完全不同。

医学角

个性化治疗

针对新诊患者、首次复发患者和多次复发患者，医生在抉择治疗方案时的考虑因素有所差异，但疗效及安全性是制订多发性骨髓瘤治疗决策时最重要的考虑因素。

自体造血干细胞移植是治疗多发性骨髓瘤的核心手段。如果患者不适合移植，那么免疫调节剂、蛋白酶体抑制剂、抗 CD38 单克隆抗体、糖皮质激素、化疗药物等组成的各种治疗方案，会成为医生首选。目前，70% 的新诊患者以硼替佐米、来那度胺、地塞米松作为一线治疗方案。在多次复发的患者治疗方面，医生会推荐患者加入合适的临床研究，如双特异性抗体、嵌合抗原受体 T 细胞治疗（CAR-T）等。

维持用药需要多久

《中国多发性骨髓瘤诊治指南（2024年修订）》中推荐多发性骨髓瘤患者维持治疗的药物可选择来那度胺、硼替佐米、伊沙佐米、沙利度胺等，对有高危因素的患者，主张维持治疗2年或以上。

医建议

总体来说，医生选择维持治疗方案时会综合考虑多种因素，要考虑到患者是否能够耐受药物的毒副作用，以及药物对患者的生活质量有无影响，还有患者的经济条件等因素。患者需要提高治疗依从性，做到按时用药、定期检查，这是获得长期生存的保障。

第六章 脱发了也能漂漂亮亮

第 1 节　春去春会来——不要担心化疗后的“秃”如其来

化疗是治疗血液肿瘤的主要方式，不可避免会带来一些不良反应，比如脱发，给许多女性患者带来烦恼。那么，化疗为什么会导致脱发呢？头发还会长出来吗？

医常识

化疗与脱发：一场暂时的告别

化疗作为癌症治疗的重要手段之一，通过药物杀死或抑制快速生长的肿瘤细胞。然而，这些药物并不能完全区分肿瘤细胞和体内其他快速生长的细胞，比如头皮下的毛囊细胞。因此，在治疗过程中，许多患者会经历脱发，这是化疗常见的副作用之一。但化疗引起的脱发是暂时的，当治疗结束，或者调整药物剂量后，毛囊通常会逐渐恢复活力，头发也会重新长出来。这个过程可能需要一些时间，但正如春天总会到来一样，新的头发也会在期待中悄悄萌芽。

医学角

应对脱发的小贴士

1. 接受并适应　要学会接受化疗带来的脱发这一事实，并尝试适应这种变化。可以通过选择适合的帽子、围巾或假发来遮盖头部，保持自信和乐观的心态。

2. 保持头皮清洁　化疗期间，头皮可能会变得更加敏感。因此，要选择温和的洗发水，轻柔地清洗头皮，避免使用过热的水或吹风机等。

3. 营养支持　均衡的饮食对头发的生长至关重要。多吃富含蛋白质、维生素和矿物质的食物，如鱼类、瘦肉、蔬菜和水果等，有助于促进毛囊的健康和头发的生长。

4. 心理调适　化疗期间可能会产生焦虑、抑郁等负面情绪。这时，可以寻求家人、朋友或专业心理咨询师的帮助，分享自己的感受和困惑，减轻心理负担。

医建议

春去春会来，化疗后的脱发只是生命旅程中的一段小插曲。它虽然带来了短暂的不适和困扰，但也让我们更加珍惜那些平凡而美好的日常。请相信，无论经历多少风雨，都会迎来属于自己的春天。那时的你，将带着更加坚韧和自信的笑容，迎接生命中的每一个挑战和机遇。

第 2 节　脱发不要慌，爱美的你们看过来

面对化疗后的脱发，许多女性病友们可能会感到焦虑、沮丧甚至自卑。下面就来聊一聊化疗后脱发这个话题，希望能为您送上一份安心指南。

医常识

不化疗也会脱发吗

脱发是每个人都会经历的自然现象。就像树叶会随着季节变换而飘落，我们的头发也会因为新陈代谢而脱落。正常情况下，每天掉发 50 ~ 100 根都属于正常范围，只不过化疗会加速脱发的进程。化疗药物在杀死肿瘤细胞的同时，也可能影响正常的快速分裂细胞，如头发毛囊细胞。当这些细胞受到影响时，头发就会变得脆弱、干燥，最终导致脱落。

医学角

哪些因素会影响头发再生和恢复的时间

1. 化疗药物类型和剂量　不同化疗药物的剂量以及化疗周期等都会

影响脱发的恢复时间。联合化疗比单一药物治疗所引起的脱发更严重。化疗药物剂量越大，脱发越严重，头发再生和恢复的时间也可能会相应延长。

2. 个体差异 不同年龄、遗传因素和激素水平也会影响毛囊的再生速度，如年轻患者的新陈代谢和细胞再生能力较强，头发恢复相对较快，雄激素水平对头发的再生速度也有一定的影响。

3.营养状况和是否合并慢性疾病 缺乏蛋白质、铁、锌、维生素 D 或 B 族维生素会延缓头发的再生和恢复，合并糖尿病、甲状腺功能异常或自身免疫性疾病时也会干扰毛囊修复，从而影响头发的再生时间。

4. 护理方式 化疗期间应避免染发、高温吹发或紫外线暴晒，因为这些都会加重脱发和影响头发的恢复。均衡的饮食或在医生指导下进行营养的补充，也能促进头发生长。

医建议

虽然化疗后出现脱发的严重程度不同，但对于女性患者来说，每天看着到处散落的头发以及形象的改变，未免会感到难过和自卑。建议在脱发初期就将头发剪短或剃光，这样一方面能减少头发脱落的数量，另一方面避免由于看到满地脱落的头发而产生的烦恼。头发剃除后可通过佩戴假发或不同款式的帽子来维持形象。要知道，脱发只是暂时的哦!

第 3 节 吃得好，秀发飘起来

很多患者在化疗后会出现头发大量脱落的情况，甚至全部掉光。但别担心，通过合理的饮食，或许能让秀发重新飘起来。

医常识

化疗药物在杀灭肿瘤细胞的同时，也会攻击体内快速分裂的细胞，包括正在生长的毛囊基质细胞。这些细胞受到损伤后，无法正常完成生长周期，从而导致脱发。不过，这种脱发通常是暂时的，大多数患者在化疗结束后 3 ~ 6 个月内，头发会重新生长，而且可能会比原来更加柔顺。

医学角

化疗后的身体就像一个正在努力恢复的小工厂，给它提供充足的原材料至关重要。那么，哪些食物能成为头发重生的助力器呢？

1. 均衡饮食，营养全面　化疗期间和化疗后，均衡的饮食对头发再生至关重要。确保摄入足够的蛋白质、维生素和矿物质是头发生长所必需的。鸡蛋、牛奶、瘦肉等富含优质蛋白质，有助于头发的健康生长；苹果、香蕉、菠菜、胡萝卜等新鲜水果和蔬菜富含维生素和矿物质，有助于调节体内新陈代谢，促进头发生长。

2. 多吃黑色食物　中医认为，黑色食物具有补肾益阳、乌发生发的功效。化疗后脱发的患者可以适当多吃黑米、黑豆、黑芝麻、黑木耳等黑色食物，这些食物不仅营养丰富，还有助于改善脱发情况。

3. 补充维生素 E　维生素 E 能够抵抗化疗所造成的毛发衰老，促进细胞分裂，加速头发的生长。需要多吃鲜莴苣、卷心菜、黑芝麻等富含维生素 E 的食物，或者通过服用维生素 E 补充剂来补充。

4. 食疗调理　除了日常饮食外，还可以通过一些食疗方来调理身体，改善脱发情况。比如黄芪炖鸭、山药鲢鱼汤、无花果炖肉等，这些食疗方不仅美味可口，还具有益气养血、生发养发的功效。

第 4 节　恼人的脱发，蜕变的自我——化疗脱发后怎样接受自我

面对镜子中日益稀疏的头顶，你可能会感到焦虑、沮丧甚至自卑。但请记住，脱发只是暂时的，而这段经历，却可以成为自我蜕变和成长的宝贵财富。下面，就让我们一起探讨如何在化疗脱发后学会接受并拥抱全新的自我。

医常识

化疗脱发是化疗过程中的一种正常反应，它并不代表个人价值或魅力的减少。正如四季更迭、花开花落，脱发只是生命旅程中的一个短暂阶段。它或许会给你带来一些不便和困扰，但请相信，这一切都会过去。

医学角

自我接纳，从心开始

1. 正视现实　面对脱发，最重要的是要正视它。不要逃避或否认，而是勇敢地站在镜子前，仔细观察自己的变化。这是一个自我认知的过程，也是接受自我的第一步。

2. 调整心态　尝试用积极的心态来看待脱发，可以把它看作是一次改变形象、展现不同魅力的机会。或者，也可以将其视为抗癌斗争中的一枚勋章，象征着坚韧和勇气。

3. 寻求支持　不要独自承受这份压力。与家人、朋友或病友分享自身的感受，他们的理解和支持会让你感到更加温暖和坚强。同时，也可以寻求专业心理咨询师的帮助，学习更多应对负面情绪的方法。

蜕变，从内到外的美丽重生

1. 尝试新发型　虽然头发减少了，但可以通过尝试不同的发型来展现自己的个性和风采。无论是戴假发、帽子还是选择光头造型，都能让你焕发出新的活力。

2. 注重皮肤保养　化疗后，皮肤可能会变得敏感和干燥。因此，要注重皮肤保养，选择适合自己肤质的护肤品进行护理。一个健康、光滑的肌肤同样能提升整体形象。

3. 培养内在美　真正的美丽不仅在于外表，更在于内心的丰富和强大。在化疗期间和之后，可以通过阅读、学习、旅行等方式来充实自己，提升内在修养和气质。

医建议

化疗脱发虽然令人烦恼，但它也为你提供了一个重新审视自我、接纳自我并最终实现自我蜕变的机会。在这个过程中，可能会遇到各种挑战和困难，但请记住，你并不孤单。有家人、朋友和医护人员的陪伴和支持，你一定能够勇敢地面对一切，迎接更加美好的未来。

第七章 腹泻、便秘，小心化疗惹的祸

第1节 化疗会便秘，有理说得清

化疗作为一种广泛使用的癌症治疗方法，通过引入化学药物来杀灭或抑制肿瘤细胞的生长和扩散。然而，尽管化疗在拯救生命方面取得了显著成效，但它也带来了一系列副作用，其中便秘是较为常见的一种。

医常识

化疗导致便秘的科学原理

化疗药物在杀灭肿瘤细胞的同时，也会对身体内的正常细胞造成一定影响。其中，胃肠道细胞首当其冲。化疗药物会抑制胃肠道的蠕动功能，导致食物在肠道内停留时间过长，水分被过度吸收，从而引发便秘。此外，化疗还可能影响肠道内的菌群平衡，进一步加剧便秘症状。

医学角

便秘还与哪些因素有关

除了化疗药物本身的因素外，化疗期间的饮食、运动及心理状态也是影响便秘的重要因素。化疗患者往往因为食欲减退、恶心呕吐等原因而减少饮食量，尤其是富含纤维的食物摄入不足，容易导致便秘。同时，化疗期间的体力下降和乏力感也会使患者运动量减少，进一步影响胃肠道的蠕动功能。此外，化疗带来的精神压力和焦虑情绪也可能对排便产生负面影响。

医提示

化疗期间，身体可能会变得比较敏感和脆弱，所以更需要细心呵护。

除了关注便秘问题外，还要注意饮食的营养均衡、保持良好的心态和充足的睡眠等。只有这样，才能更好地应对化疗带来的挑战，早日恢复健康。让我们一起为健康加油！

第 2 节　化疗后腹泻，又是为什么

在抗癌过程中，化疗作为强大的武器，虽然能帮助我们对抗肿瘤细胞，但偶尔也会带来一些小困扰，比如化疗后的腹泻。下面就来聊一聊这个让人头疼却又不得不面对的问题。

医常识

化疗导致腹泻的科学原理

化疗药物可能会破坏肠道黏膜的屏障作用，使肠道更容易受到细菌、病毒等有害物质的侵袭。同时，受损的肠道细胞也会分泌更多的液体进入肠道，进一步加剧了腹泻的症状。此外，化疗药物会破坏肠道正常菌群功能，导致肠道菌群失调，进而发生腹泻。

医学角

肠道内正常菌群是指哪些细菌

肠道正常菌群是维护人体健康的重要微生物群落，主要包括双歧杆菌、乳酸杆菌、肠球菌、肠杆菌和葡萄球菌等，在肠道内发挥着至关重要的生理功能，双歧杆菌、乳酸杆菌等厌氧菌菌群能够促进营养物质的吸收，同时抑制有害菌的生长，维持肠道微生态平衡。大肠杆菌、肠球菌既能在有氧条件下生存，也能在无氧环境中繁殖。这类菌群在肠道中起着辅助消化、促进免疫反应等作用。肠杆菌、葡萄球菌等属于需氧菌，在肠道中数量相对较少，能够帮助分解食物残渣，产生对人体有益的物质，在维持肠道健康方面起着重要的作用，不可忽视。

医提示

化疗后的腹泻虽然让人头疼，但只要掌握了正确的应对方法，就能

够有效缓解这一症状，让抗癌之路更加顺畅。希望每一位正在经历化疗的朋友都能保持坚强和乐观的心态，早日战胜病魔！

第 3 节　便秘不要怕，一起学习便秘通畅小技巧

面对便秘不必过于担忧，因为有许多简单而有效的方法可以帮助我们缓解便秘，让肠道重新恢复通畅。

医学角

便秘了，该怎么办

1. 每日饮水要充足，肠道润滑不干燥　保持充足的水分摄入是化疗期间的日常第一要务，每日饮水量在 2000 毫升以上，确保“管道”不干涸。千万不要等到口渴才喝水，那时候可能已经有点晚了。

2. 蔬菜水果纤维高，燕麦香蕉都是宝　多吃水果、蔬菜和全谷类食物，这些食物富含膳食纤维，能帮助肠道加速蠕动。例如，早晨来一碗燕麦粥，加上一根香蕉。

3. 适当运动勤散步，健康生活笑盈盈　不要整天窝在沙发里，适当的运动比如散步，可以帮助肠道动起来。哪怕是简单的家务活，也能促进肠道蠕动。

4. 规律排便好习惯，肠道健康乐无边　给肠道制订一个时间表，每天固定时间去厕所排便。即使没有便意，也可以尝试通过反复练习，培养肠道良好习惯。

5. 遵医嘱、寻帮助，化疗便秘不缠身　如果尝试了上述方法，便秘问题仍严重，可以在医生的指导下使用一些通便药物。记住，千万不要擅自使用泻药，那样可能会让情况变得更糟。

医提示

便秘来时别担心，科学管理心放宽

化疗后便秘不用担心，患者应多饮水、多吃富含膳食纤维的食物、

适当运动、规律排便、遵医嘱用药，科学管理便秘问题，缓解身体不适，安全度过化疗期。

第 4 节　划重点了，预防腹泻有妙招

腹泻不仅会影响患者的生活质量，还可能对化疗效果产生不利影响。那么，有没有什么妙招可以预防化疗后腹泻呢？

医学角

腹泻了，该怎么办

1. 饮食清淡易消化，少量多餐胃更佳　选择易消化、低纤维的食物，比如煮熟的蔬菜、米饭和面条，这些食物能够帮助安抚肠道。少量多餐不仅可以减轻肠道负担，还能保证营养摄入。

2. 避免辛辣和奶制品，肠道敏感要小心　有些患者化疗后会对乳糖敏感，容易诱发腹泻，这类患者可以尝试乳糖酶补充剂或者选择无乳糖的奶制品。可以在医生的建议下，选择一些益生菌补充剂，适量的益生菌可以帮助肠道菌群恢复平衡。

3. 多喝水来多排尿，预防脱水很重要　腹泻会让身体失去大量水分和电解质，所以要及时补充机体水分，可以喝一些含电解质的饮料，如口服补液盐，防止脱水。

4. 腹泻若是难控制，及时求医不耽误　如果腹泻持续时间较长，或伴有严重脱水症状，一定要及时咨询医生，获取专业的治疗，避免因腹泻导致的电解质紊乱。

医提示

预防化疗后腹泻需要从多个方面入手，包括饮食调整、个人卫生、适度运动、放松心情等。只要掌握了这些实用的妙招并认真执行，就能够有效预防腹泻的发生，让化疗过程更加顺利和舒适。

第四篇

造血干细胞移植患者居家护理篇

第一章 移植加油站

第 1 节 揭开造血干细胞移植的面纱

在现代医学的宝库中，造血干细胞移植是一项令人瞩目的成就，它为血液疾病和某些癌症患者提供了重获新生的机会。然而，对于许多人来说，造血干细胞移植仍然笼罩在神秘之中。本文将带你深入了解造血干细胞移植的世界，揭开这一生命奇迹的面纱。

医识库

造血干细胞移植（HSCT）是一种特殊的器官移植形式，涉及将健康造血干细胞从供体转移到患者体内，以替代那些因疾病或治疗受损的细胞。与心脏、肾脏等实体器官移植不同，造血干细胞移植通常不涉及手术，而是通过静脉输注完成。这些干细胞具有独特的能力，能够在患者的骨髓中增殖并分化成各种类型的血细胞，包括红细胞、白细胞和血小板，从而恢复患者的造血和免疫功能。

造血干细胞移植阶段包括预处理、造血干细胞采集、造血干细胞输注和移植后处理等环节。预处理是指在移植前对患者进行化疗和放疗，以清除患者体内的肿瘤细胞和免疫细胞，为移植做好准备。造血干细胞采集是指从健康供体或自体骨髓中采集造血干细胞。造血干细胞输注是指将采集到的造血干细胞输注到患者体内。移植后处理是指在移植后对患者进行支持治疗和免疫治疗，以帮助患者恢复免疫功能和防止感染等并发症。

在靶向治疗时代，造血干细胞移植仍然是化疗敏感和免疫治疗敏感的恶性肿瘤和非肿瘤血液病患者一个重要的治愈手段，通过大剂量放化疗等预处理方案，清除患者体内异常细胞，并移植自体或异体的造血干细胞，从而根治多种血液病。尽管存在风险和挑战，如移植物抗宿主病，但随着医疗技术的进步，造血干细胞移植已成为许多患者重获健康和新生的希望。

除了治疗癌症和血液疾病，造血干细胞移植在其他医疗领域的应用包括自身免疫病，如重症联合免疫缺陷病和严重自身免疫病等；遗传性血液病，如范科尼（Fanconi）贫血、β 地中海贫血及镰状细胞病等；先天性代谢性疾病，如黏多糖贮积症Ⅱ型；实体肿瘤，如生殖细胞肿瘤等；神经系统疾病，如阿尔茨海默病、帕金森病等；糖尿病和脊髓损伤。这些治疗应用展示了造血干细胞移植技术的多样性和潜力，未来可能会有更多疾病通过这一技术得到有效治疗。

医研汇

如今，造血干细胞移植已成为治疗多种血液系统恶性肿瘤的有效手段，60% ~ 70% 患者能够实现根治。其中，“北京方案”（非体外去 T 细胞单倍型相合或半相合骨髓移植疗法）让造血干细胞移植进入了“人人有供者”的时代，已覆盖中国 95%、全球 50% 以上半相合移植病例，成为目前全球治疗血液系统恶性肿瘤的主流方案，造福全世界的血液病患者。

随着移植技术的进步，移植后长期生存人数得以持续增加。在移植后生存 2 年以上且无原发病复发的患者中，约 80% 获得长期生存。但移植后长期生存者仍面临心血管系统疾病、呼吸系统疾病、内分泌系统疾病及继发二次肿瘤等合并症的风险，合并症的发生受多种移植治疗因素影响，包括预处理用药、移植物抗宿主病防治用药等，也与患者年龄、性别、移植前合并症等相关。

移植后长期合并症的出现直接影响长期生存者的生活质量及非复发死亡率。因此，移植完并不是治疗的结束，还是患者另一轮康复之旅的开始，是生命的一次重生。医疗团队需要持续筛查和管理移植后的长期并发症，患者及其家属也需要积极参与移植后长期生存的管理。

第 2 节　造血干细胞移植都有哪些类型

通过上面的介绍知道了什么是造血干细胞移植，那么造血干细胞移植的类型都有哪些呢？

医识库

造血干细胞移植有多种分类方法。按照造血干细胞来自自身或他人，分为自体造血干细胞移植和异体（又称“异基因”）造血干细胞移植，其中异基因造血干细胞移植又按照供者与患者有无血缘关系分为血缘关系供者造血干细胞移植和无血缘关系供者造血干细胞移植（即无关移植）。按照移植物种类分为外周血造血干细胞移植、骨髓移植和脐带血造血干细胞移植；按照人类白细胞抗原（HLA）配型相合性分为全相合移植和半相合移植，全相合移植的供者可以是同胞兄弟姐妹或陌生人，而半相合移植的供者可以是父母或兄弟姐妹。

自体造血干细胞移植由于造血干细胞来源于自身，所以不会发生移植物排斥和移植物抗宿主病，移植并发症少，且无供者来源限制，移植相关死亡率低，移植后生活质量好，但因为缺乏移植物抗肿瘤作用以及移植物中可能混有残留的肿瘤细胞，故复发率高。

异基因造血干细胞移植造血干细胞来源于正常供者，无肿瘤细胞污染，且移植物有免疫抗肿瘤效应，故复发率低，长期无病生存率（也可以理解为治愈率）高，适应证广泛，甚至是某些疾患唯一的治愈方法，但供者来源受限，易发生移植物抗宿主病，移植并发症多，导致移植相关的死亡率高，患者需长期使用免疫抑制剂，长期生存者生活质量可能较差。

不同类型的移植有其特定的适应证、风险和治疗结果，选择哪种类型的移植取决于患者的具体病情、供者可用性以及医疗团队的建议。

医学角

如何选择造血干细胞移植类型

选择造血干细胞移植类型时，需要考虑多个因素，包括以下方面。

1. 供者与患者的关系 自体移植使用患者自己的干细胞，异体移植则使用与患者相匹配的供者干细胞，可以是亲属或无关供者。

2. HLA 配型 HLA 配型相合程度越高，移植成功率越高，减少排斥反应和移植物抗宿主病（GVHD）的风险。

3. 患者年龄和健康状况 年轻患者可能更适合进行异体移植，而年老或有严重合并症的患者可能更适合自体移植。

4. 疾病类型和阶段 某些疾病如白血病可能需要异体移植，而其他疾病可能通过自体移植就足够了。

5. 移植目的　自体移植可能更适用于非恶性疾病或作为自体解救措施，而异体移植可能更适用于恶性肿瘤。

6. 移植风险和并发症　自体移植通常风险较低，异体移植可能存在更高的风险，如 GVHD。

7. 医疗团队建议　医生会根据患者的具体情况提供专业建议，帮助患者选择最合适的移植类型。

8. 患者偏好　患者对治疗的偏好和对移植后生活质量考虑也是选择移植类型的重要因素。

综合考虑这些因素，患者可以在医疗团队的指导下，选择最适合自己的造血干细胞移植类型。

医常识

什么是脐血造血干细胞移植

脐带血是指新出生婴儿的脐带结扎后，会在脐带、胎盘中存留有血液，这些血液中有造血干细胞，用这些干细胞进行移植便称为脐血造血干细胞移植。现在建有脐带血库，在婴儿出生后可以将脐带中的造血干细胞保存起来，用来在以后生病时给其做干细胞移植，也可以捐献给需要移植的其他患者。

第 3 节　关于移植的方案，你了解多少

造血干细胞移植是治疗各种血液病的有效方法，移植前的预处理是 HSCT 的首个步骤，关系到 HSCT 的成败，接下来就带大家了解造血干细胞移植的预处理及具体方案。

医常识

预处理是什么

预处理是指患者在造血干细胞回输前接受的全身放射治疗（TBI）和/或细胞毒性药物及免疫抑制剂的联合治疗，其目的是充分清除或抑制患

者的免疫系统，防止移植物被排斥；将肿瘤细胞数量减至最低，达到疾病的长期控制，最终通过移植物抗肿瘤效应彻底清除肿瘤细胞；最大程度地清除患者体内的肿瘤细胞，使植入的供者造血干细胞获得充足的空间以支持其增殖及分化。预处理方案的强度以既可以达到最大程度地防止移植排斥，又可达到患者对其副作用的耐受为目标，故有多种预处理方案可供选择。

医学角

预处理的方案选择

预处理方案强度越高，其相关的毒性越强，可能导致并发症，包括胃肠道、口腔黏膜、循环系统、泌尿系统、肝脏、中枢神经系统、皮肤等，并将增加治疗相关死亡率，但降低预处理的强度可能影响其杀伤肿瘤细胞的效果，增加移植治疗后淋巴瘤复发或进展的风险。

如何在不增加严重毒性反应的前提下确保治疗效果，是预处理方案选择的难题。那么在预处理方案方面，医生会根据患者的年龄、疾病类型、疾病状况等采取不同强度的预处理方案。目前通过优化预处理方案，患者的耐受性可明显提高，年龄上限也在不断突破，年龄≥65 岁甚至年龄≥70 岁的患者接受 HSCT 已不再是禁忌。

预处理是 HSCT 成功的关键步骤，通过精心设计的预处理方案，可以为患者提供最佳的治疗效果。随着医疗技术的发展，预处理方案将不断完善，为血液病患者带来更大的希望。

第 4 节　如何选择造血干细胞移植中心

造血干细胞移植是一项复杂的医疗程序，涉及使用健康造血干细胞替换患者受损的造血系统，选择合适的移植中心对于提高移植成功率和改善患者预后至关重要。

医学角

选择最佳移植中心评估造血干细胞移植中心的综合实力时，可以从以下几个方面进行考量。

1. 移植中心的历史和经验 选择具有丰富经验和历史背景的移植中心，这些中心往往拥有成熟的技术和丰富的病例管理经验。

2. 医疗团队的专业能力 评估医生团队的教育背景、专业资质和临床经验。优秀的移植中心通常拥有一支由资深医生、专业护士和技术支持人员组成的团队，能够提供高质量的医疗服务。

3. 移植技术和成功率 了解中心的移植技术和成功率。成功的移植案例和高成功率是评估移植中心实力的重要指标。

4. 科研和学术影响力 评估中心在科研和学术界的影响力。优秀的移植中心通常会参与或主持多项科研项目，并在国际学术期刊上发表研究成果。

5. 患者护理和支持 评估中心对患者的护理和支持服务。优秀的移植中心会提供全面的患者护理计划和心理支持服务，帮助患者顺利度过移植过程。

6. 设备和设施 评估中心的医疗设备和设施是否先进和完善。先进的医疗设备和设施是保证移植手术成功和患者安全的重要保障。

7. 患者教育和培训 评估中心是否提供患者教育和培训服务。优秀的移植中心会为患者和家属提供详细的疾病和移植相关的教育和培训，帮助他们更好地理解和参与治疗过程。

8. 多学科协作 评估中心是否具有多学科协作团队，包括医生、护士、营养师、心理医生和社会工作者等，以提供全面的医疗服务和支持。

9. 患者评价和反馈 通过患者的评价和反馈了解中心的服务质量和患者满意度。

10. 费用和保险 了解移植及相关治疗的费用，以及保险覆盖的范围。

如果可能，可以实地考察移植中心，与医疗团队面对面交流，以获得更直观的感受。综合考虑上述因素，可以帮助您选择最适合个人需求的造血干细胞移植中心。

医识库

如何获取移植中心的相关信息

获取移植中心的最新信息可以通过以下几种方式。

1. 关注官方网站和公告 访问移植中心的官方网站，通常可以找到最新的新闻、公告和研究成果。

2. 查看专业医疗平台　一些专业的医疗健康平台会发布最新的医疗信息和研究成果。

3. 阅读学术论文和杂志　通过阅读最新的学术论文和专业杂志，可以获取移植中心在特定领域的最新进展和研究成果。

4. 关注媒体报道　主流媒体和新闻网站有时会报道移植中心的重大突破和成就。

5. 直接联系移植中心　直接通过电话或电子邮件联系移植中心，获取最新的服务信息和科研进展。

6. 参与社交媒体讨论　许多移植中心和医疗专家在社交媒体上表现活跃，可以通过这些平台获取最新信息。

7. 加入患者支持团体　患者支持团体通常会分享最新的治疗信息和医疗进展。通过上述途径，患者和医疗人员可及时获取移植中心的最新信息，包括技术进展、科研成果、服务更新等。

医研汇

如何评估移植中心的研究能力

移植中心研究能力的评估可以通过以下三方面进行。

1. 科研成果　考察中心是否有活跃的科研项目和最新的研究成果。

2. 技术创新　评估中心是否采用最新的医疗技术和治疗方法。

3. 教育项目　了解中心是否提供医学教育和培训项目，以提高医疗团队的专业水平。

选择造血干细胞移植中心是一个重要的决策过程，需要患者和家属仔细考虑和评估。通过全面了解移植中心的医疗实力、科研成果、患者评价和未来发展，您可以做出更明智的选择，为治疗成功打下坚实的基础。

第二章 造血干细胞移植时机

第 1 节 如何开始进入造血干细胞移植准备程序

在面对某些血液疾病或癌症时，造血干细胞移植为患者提供了一种可能的治愈手段。这项复杂的医疗过程需要患者和医疗团队的紧密合作，是一段充满挑战的旅程，但也是充满希望的选择。通过了解移植的准备程序并积极参与，患者可以为自己的康复做好准备。下文将为您介绍如何开始进入造血干细胞移植的准备程序，帮助您了解即将经历的旅程。

医学角

造血干细胞移植的主要步骤

1. 移植前的准备 移植前，供者和患者均要进行全身检查，清除感染病灶。

2. 干细胞的输注 患者入层流室后治疗 3 ~ 5 天，采集供者干细胞，将其输注给患者，干细胞输注时间约两天。

3. 骨髓抑制期 输干细胞后患者进入骨髓抑制期，治疗以预防、排异、感染、输血或输血小板为主。

4. 观察期 大约 20 天后，患者可以转入普通病房进行观察。

医识库

造血干细胞移植准备程序

1. 初步评估 在决定是否需要进行造血干细胞移植之前，患者需要去血液科门诊咨询，医生会对患者进行全面评估，包括健康状况、疾病类型和阶段，以及对治疗的适应性。根据造血干细胞移植的适应证及移植时机为患者提供是否需要进行造血干细胞移植的建议。如决定进行造血干细胞移植后，医生会为患者安排全面的检查，包括心肺功能、肝肾功能在内的全面检查，以确保重要器官功能正常。清除感染：进行口腔科、耳鼻喉科、肛肠科、眼科等会诊，确保牙齿、鼻腔、肛周、眼底等部位没有感染。病毒和细菌筛查：通过抽血检查，确保患者没有病毒、细菌、肝炎等感染。

2. 寻找合适的供者　如果选择异体移植，需要找到合适的造血干细胞供者，可以是亲属或无关供者。医生会进行 HLA 配型测试，以确保供者与患者尽可能匹配。

3. 供者准备　如果进行异基因移植，供者需要进行一系列检查，包括身体全面检查、血液检查、重要器官功能检查如心肺功能和肝肾功能等检查，确保适合捐献。

4. 干细胞采集　对于自体移植，患者的干细胞将被采集并储存，以便在移植过程中使用。

5. 预处理方案　患者将接受一个疗程的大剂量化疗或联合大剂量放疗，这是移植的关键环节之一，目的是最大程度地清除患者体内的异常细胞，抑制患者的免疫系统，防止移植物被排斥。

6. 移植舱准备　移植通常在无菌的移植舱内进行，患者需要了解移植舱内的生活规范和注意事项以减少感染风险。

7. 生活方式调整　患者可能需要调整饮食和生活习惯，以适应移植前后的特殊需求。

8. 移植后护理　移植后，患者需要密切监测和护理，包括预防感染、出血等并发症的护理。

以上步骤确保了患者从移植前的准备到移植后恢复的每个环节都能得到妥善处理。通过了解准备程序并积极参与，患者可以更好地应对这一过程。

医常识

造血干细胞移植是一项系统工程，治疗周期长，难度大，患者及家属除了咨询专业的移植医师做好相应的移植准备外，还需要做好教育培训、心理和经济准备。

1. 教育和培训　患者和家属需要接受有关移植过程的教育和培训，了解移植的步骤、潜在的移植风险和益处、可能的并发症和自我护理方法。

2. 心理准备　移植过程可能会伴随心理压力，患者和家属应寻求心理支持，学习如何应对治疗过程中可能出现的情绪问题。

3. 经济准备　移植可能涉及显著的经济成本，患者应提前规划医疗费用和可能的经济负担。

第 2 节　如何进行中国造血干细胞捐献者资料库非血缘供者查询

造血干细胞移植是治疗多种血液病和免疫系统疾病的重要方法，而中国造血干细胞捐献者资料库（简称“中华骨髓库”）则为患者提供了非血缘关系造血干细胞使用的机会。

医识库

什么是中华骨髓库

中华骨髓库是中国造血干细胞捐献者资料库的简称，前身是 1992 年经卫生部批准建立的“中国非血缘关系骨髓移植供者资料检索库”，2001 年，在政府有关部门的支持下，中国红十字会重新启动了建设资料库的工作。2001 年 12 月，中央编办批准成立中国造血干细胞捐献者资料库管理中心，统一管理和规范开展志愿捐献者的宣传、组织、动员，HLA（人类白细胞抗原）分型，为患者检索配型相合的捐献者及移植相关服务等。

中华骨髓库受中国红十字会总会领导，与移植 / 采集医院、HLA 组织配型实验室、HLA 高分辨分型确认实验室、HLA 质量控制实验室、入库志愿捐献者随访质控中心、公共脐血库合作，在专家委员会指导及省级管理中心、地市级工作站、捐献造血干细胞志愿服务总队等的协作下，参与世界骨髓库交流，共同为血液病患者提供服务。

医常识

如何查询非血缘供者

需要造血干细胞移植治疗的患者，可以通过移植医院的主管移植的医生，向中华骨髓库提交查询材料包括检索配型申请表（记录个人信息及HLA配型结果）、检索配型同意书和患者本人HLA分型检测报告。查询时需要报告患者详细的HLA分型资料和简单病情并附有准确的联系方式，包括联系人、电话和地址等，以便尽快地将检索结果告知医生。在中华骨髓库申请造血干细胞配型检索是免费的。从造血干细胞配型检索到移植过程，患者听从移植医院主管医生的安排即可。也可以通过微信小程序“HLA智能分析和临床应用多功能远程平台”，由中华骨髓库合作的苏州高分辨分型确认实验室提供专业配型咨询。

如果患者初次没有检索到合适的捐献者，中华骨髓库将保存该患者的资料一年，定期为患者再检索。中华骨髓库也会根据移植医生的要求，随时为患者重新寻找合适的配型相合志愿者。

如果初次检索就找到了HLA相合的捐献者，负责移植的医生认为捐献者合适，且患者或家属选择采用，志愿者将进入再动员阶段，再动员成功后系统会发送高分辨启动确认通知单。患者家属在收到高分辨通知单后10个工作日内回复是否做高分辨检测，汇款并完成汇款凭证上传，并邮寄患者血液样本。高分辨确认实验室收到患者及志愿捐献者血液样本后进行高分辨H型确认实验。在收到高分辨检测结果约10个工作日内完成高分辨数据确认分析，如超期，志愿捐献者将自动释放回资料库。干细胞库收到造血干细胞捐献相关预付费用后安排供者进行体检。体检预付金由干细胞库代收（包括捐献者体检费、误工费、干细胞运输费等），根据实际发生费用进行多退少补。

医前沿

2003年以来，中华骨髓库的建设得到了国家彩票公益金的支持。截至2025年3月31日，中华骨髓库库容超过362万人份，累计为临床提供造血干细胞19739例，患者申请查询人数133363例。

第3节　如何进行脐血造血干细胞移植查询

有些人可能疑惑什么是脐血造血干细胞移植？它跟干细胞移植是一回事吗？什么情况下需要进行脐血造血干细胞移植？患者自己没有存过

脐血能做脐血造血干细胞移植吗？下面请跟随我们一起了解脐血造血干细胞移植，帮助您更好地理解这一治疗方式。

医常识

什么是脐血造血干细胞移植

脐血造血干细胞移植是利用新生婴儿脐带在被结扎后，存留在脐带和胎盘中的血液，也就是脐带血来进行的移植。每个婴儿可采集的脐带血量较少，50 ~ 150 毫升，其中含有丰富的造血干细胞。脐带血可以通过液氮冷冻保存，冷冻后的造血干细胞活性和增殖潜能不会受到影响，因此脐带血成为继骨髓、外周血后的第三种造血干细胞来源。

什么情况下需要脐血造血干细胞移植

对于没有合适亲缘供者又无法等待从骨髓库中查找无关供者的患者，可以考虑进行脐血造血干细胞移植。因为脐血造血干细胞移植对基因配型的要求比较低，从脐血库中找到配型相合的脐带血的概率为 60% 左右，查询并获得配型相合的脐带血一般只需不到 4 周的时间。而从中华骨髓库中成功找到合适供者的概率仅为 11.5%，整个查询和采集过程所需时间长达 2 ~ 4 个月。

医学角

脐血造血干细胞移植的优缺点

1. 优点　来源丰富，易于采集和储存，免疫细胞相对不成熟，HLA 配型要求较低，发生移植后排斥反应风险较低。脐带血不存在伦理学问题，并且可以快速进行 HLA 配型检查和迅速获取造血干细胞。

2. 缺点　单份脐带血中造血干细胞数目相对较少，既往常用于儿童血液疾病的脐血造血干细胞移植，对于大体重儿童和成年人，单份脐血造血干细胞移植无法提供足够的造血干细胞数量，往往需要双份脐血造血干细胞移植。另外，脐血造血干细胞植入的速度相对较慢，骨髓抑制期时间较久，因此在血象恢复前感染及出血的风险较大。

没有存过脐血能做脐血造血干细胞移植吗

患者没有存过脐带血也可以进行脐血造血干细胞移植，可以通过脐带血造血干细胞库（简称“脐血库”）查找 HLA 配型相合的脐带血进行移植。脐带血造血干细胞库，在国际上也称为“脐血银行”或“生命银行”。这是专门提取和保存脐带血造血干细胞、为患者提供基因配型查询及临床应用服务的特殊血站。我国规模化的脐血库有北京市脐带血造血干细胞库、天津市脐带血造血干细胞库、山东省脐带血造血干细胞库、上海市脐带血造血干细胞库、广东省脐带血造血干细胞库、浙江省脐带血造血干细胞库、四川省脐带血造血干细胞库等。在全国较大的移植中心一般都设有脐带血查询办公室，当患者需要进行脐血造血干细胞移植时，可以向距离最近的移植中心查询。

医识库

人类白细胞抗原

HLA 是位于 6 号染色体上的一组基因，负责编码细胞表面蛋白质，这些蛋白质在免疫系统识别和抗原呈递过程中起关键作用。HLA 系统包括 *HLA-A*、*HLA-B*、*HLA-C*、*HLA-DR*、*HLA-DQ* 和 *HLA-DP* 等基因。配型时，主要关注 *HLA-A*、*HLA-B*、*HLA-C* 和 *HLA-DR* 这四个基因位点。

HLA 配型方法

1. 低分辨率（低分型） 通常通过血清学方法进行，主要用于初步筛查。

2. 高分辨率（高分型） 通过基因测序技术进行，能够精确到基因的亚型，用于最终确认配型。

第 4 节 如何选择造血干细胞移植的移植时机

“我们刚刚确诊白血病，想尽快进行造血干细胞移植”“您说的造血干细胞移植可以等等再做吗”经常有患者向医生提出以上问题，对于造血干细胞移植是否可以做，什么时候做，这里涉及一个重要的医学问题，即造血干细胞移植的时机。

医学角

造血干细胞移植的适应证

造血干细胞移植的适应证主要包括两大类疾病，一类是恶性肿瘤，另一类是非恶性血液病。恶性肿瘤包括急性髓系白血病、急性淋巴细胞白血病、骨髓增生异常综合征、慢性髓系白血病、多发性骨髓瘤等。非恶性血液病包括再生障碍性贫血、地中海贫血以及严重免疫缺陷等。适用于造血干细胞移植的两个条件：一是患者有威胁生命且其他治疗方案难以治愈的疾病，二是采用造血干细胞移植的预期生存期要长于常规的其他治疗。

医识库

造血干细胞移植时机如何选择

造血干细胞移植的时机选择是一个复杂且关键的决策，需要综合考虑多方面的因素。

对于恶性血液病患者，如淋巴瘤、白血病等，如果患者处于疾病早期，化疗效果较好，可在首次缓解期进行移植，此时肿瘤负荷较低，移植成功率相对较高。但如果疾病复发或对化疗耐药，应尽快准备移植。骨髓增生异常综合征中的高危型，因骨髓里原始细胞比例增高，容易向白血病转化，一旦确诊，应在患者没有发生严重感染、脏器受损及输血过多时尽早移植。

对于重型再生障碍性贫血患者，若年龄合适、有合适供者且患者一般状况尚可，应尽早进行造血干细胞移植。

对于一些遗传性疾病，如重型地中海贫血等，通常在患者出现严重并发症之前，尽早进行移植，以提高治愈率和生存质量。

此外，患者的身体状况也是决定移植时机的重要因素。需要患者没有严重的感染，重要脏器功能良好，能够耐受移植相关的预处理和后续治疗。同时，供者的准备情况，如供者的健康状况、供者与患者的配型结果等，也会影响移植时机的选择。

总之，造血干细胞移植时机的选择需要综合考虑疾病的状态、患者的身体条件以及供者情况等多方面因素，由专业的医疗团队进行评估和决策。

第三章 造血干细胞移植供者，你准备好了吗

第 1 节　什么是造血干细胞动员，动员会有危险吗

要进行造血干细胞移植首先要有充足的造血干细胞，那造血干细胞在哪里？又是如何产生的呢？有些人可能不太了解，下面我们就一起来看看造血干细胞到底有什么神奇之处。

医常识

造血干细胞在哪里

正常情况下我们是看不见造血干细胞的，那么它到底藏身在哪里呢？

1. 骨髓　人体出生后，造血干细胞主要存在骨髓中，而骨髓主要在体内较大的骨骼中（如髋骨、胸骨和骨盆）。

2. 外周血　人体流动的血液中也会有一些干细胞，但正常情况下数量非常少，不过通过使用专门的药物（医学上称造血干细胞动员剂），造血干细胞能从骨髓进入到血液中。

3. 脐带血　脐带血中也含有一些造血干细胞。

什么是造血干细胞动员

人体在正常情况下，造血干细胞存在于骨髓中，在外周血中仅有含量极低的造血干细胞，并不能满足造血干细胞移植的需要，而造血干细胞在受到造血干细胞动员剂刺激后，从骨髓中释放到外周血液中，使外周血液中造血干细胞数量显著增加，以满足造血干细胞移植的需要，此过程称之为造血干细胞动员。

造血干细胞动员会有危险吗

造血干细胞动员剂主要是粒细胞集落刺激因子，该药物对人体很安

全，一般通过皮下注射的方式将药物注入身体中。造血干细胞动员过程中，因为骨髓造血干细胞生成加速，部分人会出现周身乏力、恶心、食欲减退、低热、肌肉酸痛、头痛、骨痛等症状，如果出现较为明显的头痛或骨痛，可遵医嘱口服镇痛药物。以上症状在停用动员剂后 2 ~ 3 天可自行缓解，一般不需要特殊处理。应用动员剂后，部分患者会出现脾脏的增大，停药后可逐渐恢复。在采集完造血干细胞 1 ~ 2 周后，血液中的各种细胞可恢复至正常水平，不会影响人体健康。

医学角

采集造血干细胞的主要方法

采集造血干细胞的主要方法有两种。

1. 采集骨髓造血干细胞　造血干细胞供者全身麻醉或局部麻醉，从髂骨中抽取骨髓血。

2. 采集外周血造血干细胞　供者注射造血干细胞动员剂，从外周血中采集造血干细胞，这也是中国造血干细胞捐献者资料库提倡的采集方式。供者只需要接受 4 ~ 5 天造血干细胞动员，将骨髓中的造血干细胞动员到外周血中，再通过供者手臂静脉经血细胞分离机提取造血干细胞，同时将其他血液成分回输到供者体内。外周血中采集造血干细胞的方式安全、方便，副作用小，目前已成为造血干细胞移植的主要干细胞采集方式。

第 2 节　什么是造血干细胞自体血采集

说到捐献骨髓造血干细胞，很多人会立刻想到抽骨髓，即进行骨髓干细胞采集。在进行骨髓干细胞采集前，通常还要进行自体血采集，很多供者因此心生恐惧和担忧。这其实是可以理解的，毕竟多数人对这项操作了解有限。下面将针对骨髓造血干细胞捐献中供者和家属比较关注的一些问题进行客观说明，希望能帮助大家更多地了解这项操作。

医常识

捐献骨髓造血干细胞的过程

首先通过 HLA 配型初步筛选合适的供者，对供者进行体格检查，确定最终的供者，然后签署骨髓造血干细胞捐献知情同意书，供者进行 2 ~ 3 次自体血采集（备血），最后进行骨髓干细胞采集，这个过程需要 10 ~ 14 天。

骨髓干细胞移植为什么要进行自体血采集，会不会很痛

骨髓干细胞移植真正需要的是供者骨髓中的健康造血干细胞，但在对供者实施骨髓干细胞采集时，没有办法只采集骨髓，而是采集骨髓和血液的混合物。由于一次采集骨髓血的量较大，为了避免失血过多对供者造成影响，保证供者在采集骨髓干细胞术中的安全，会在实施骨髓干细胞采集前的 10 ~ 14 天分 2 ~ 3 次抽取供者的血液 600 ~ 800 毫升提前保存起来，用于在骨髓干细胞采集过程中回输给供者本人。

供者自体血采集类似于献血的过程，一般会由专业人员在肘部正中静脉、贵要静脉、头静脉进行穿刺，连接储血袋，达到一定的血量就会停止，时间持续 20 ~ 30 分钟。这个过程中最常见的不适是穿刺部位的疼痛，但通常程度很轻，可以耐受。

实施自体血采集前的饮食要求，与献血前的要求类似，供者可以进食正常的饮食，采集前可适量饮水，注意避免进食过于油腻的食物。

医学角

骨髓干细胞是怎么采集的，会不会很痛苦

骨髓干细胞采集一般在无菌手术室内进行，医生会使用特殊的针，通常从臀部两侧的髂骨内抽取骨髓，同时回输提前准备的供者自体血。骨髓干细胞采集中主要使用硬膜外麻醉或全身麻醉，如果是硬膜外麻醉，供者将会处于清醒状态；如果是全身麻醉，供者将会暂时处于睡眠状态。但无论使用哪种方式，骨髓干细胞采集过程中供者都感觉不到疼痛。术后供者回到病房需要去枕平卧、禁食禁水 4 ~ 6 小时。骨髓干细胞采集后最常见的不良反应是背部或臀部的疼痛，采集后 2 天有 84% 的供者出现上述症状，但疼痛程度的感受每个人都不一样，通常不严重，可以耐受。

医研汇

可以只捐献外周血造血干细胞，不采集骨髓造血干细胞吗

在 20 世纪 90 年代前，基本都是通过骨髓采集来获得健康的造血干细胞，后来随着干细胞动员剂的发现，才可以通过药物的方式使造血干细胞从骨髓进入外周血，然后用专门的机器进行采集。外周血造血干细胞动员及采集与骨髓干细胞采集相比，供者的痛苦更少，而且不良反应也更低，因此这种方法问世后，得到了广泛的应用。

但并不是所有类型的疾病都适合应用单纯的外周血干细胞移植，如重型再生障碍性贫血，现有研究显示，输注骨髓造血干细胞的患者与单纯输注外周血造血干细胞的患者相比，总体生存时间明显延长。根据我国最新数据显示，在所有异基因造血干细胞移植中，约有 35% 会用到骨髓造血干细胞作为移植物（主要是与外周血造血干细胞联合使用）。

第 3 节　什么样的造血干细胞移植供者才是合格的供者

当患者选择做造血干细胞移植时，造血干细胞移植供者的选择就成为头等大事。选择造血干细胞移植供者时首先要做 HLA 配型，为什么要进行 HLA 配型？如果 HLA 配型不成功怎么办？有的患者家里兄弟姐妹配型都不成功，还有其他的亲缘供者可选吗？带着这些问题，我们一起来讨论如何选择造血干细胞移植的供者。

医常识

什么是 HLA

HLA 的全称“人类白细胞抗原”，是白细胞血型，也是人体生物学身份证，能识别自己和非己，并通过免疫反应排除非己，从而保持个体完整性。每个人的 HLA 一半遗传自父亲，另一半遗传自母亲，所以父母和子女 HLA 匹配程度为二分之一，也就是经常说的“HLA 半相合”。在同胞兄弟姐妹中，HLA 完全匹配的概率是四分之一，完全不匹配的概率也为四分之一，还有二分之一的概率是部分匹配。在没有血缘关系的人群中，两个人 HLA 完全匹配的概率大约是十万分之一。

为什么要做 HLA 配型

如果两个人的白细胞抗原不合，也就是 HLA 不相合的情况下，进行造血干细胞移植，可能会产生非常严重的免疫排斥反应，导致植入细胞被排斥甚至危及患者生命。

造血干细胞移植供者的选择

通常情况下，首选 HLA 配型全相合的同胞兄弟姐妹，如没有，也可选择配型半相合的其他亲属（如父母、子女或其他有血缘关系的亲属），或者可以在中华骨髓库寻找与患者 HLA 相合的无关供者，大约 10% 的患者能在中华骨髓库中寻找到与自己 HLA 相合的供干细胞志愿者。

对于造血干细胞移植供者的年龄、性别是否有要求

造血干细胞移植供者年龄一般控制在 18 ~ 55 周岁，没有绝对的严格限制。有报道，2 岁的幼儿也曾成功进行造血干细胞的采集。当供者年龄超过 60 周岁，造血干细胞的活性降低，造血干细胞移植成功率明显下降，但年龄不是唯一的决定因素，如果供者年龄偏大，但身体一般情况较好，没有基础疾病，造血干细胞的数量及质量经检测符合要求，也可以作为供者。

选择移植供者时，性别并不是主要的决定因素，还是要以 HLA 的配型结果作为主要参考的依据。

医学角

如果 HLA 配型不成功怎么办

如果没有找到 HLA 全相合的供者，或者疾病进展快，急需要进行造血干细胞移植，可以选择半相合供者，如父母、子女、表（堂）兄弟姐妹、侄子（女）、外甥（女）以及父母的兄弟姐妹。

随着造血干细胞移植技术的进步，目前我国的半相合造血干细胞移植技术已经达到国际领先水平，移植过程中的风险大大降低，成功率及治疗的有效性都达到与全相合相似的水平。

医研汇

什么样的造血干细胞移植供者才是合格的供者

合适的造血干细胞移植供者是造血干细胞移植成功的重要因素之一，因此选择合适的供者非常重要。对于供者的年龄和性别，并不是绝对的年轻男性就一定是最好的供者。有大量研究一致显示，使用同胞全相合

供者、单倍体供者和无关全相合供者三种类型的供者进行造血干细胞移植的疗效相当，均取得了低复发率和高存活率的治疗效果。但有报道显示，挽救性移植时，半相合供者比同胞全合供者复发率低，所以对于高肿瘤负荷患者的挽救性移植选择半相合供者可能更合适。

目前，对于供者的选择，要从多方面综合考虑，如肿瘤、血液病家族史、检测患者及供者的血液与免疫性疾病的遗传易感基因等情况，同时结合造血和免疫功能，综合考虑选择最优的供者，这样有利于提高造血干细胞移植的成功率，并且减少移植后的并发症。

第 4 节　家属在整个移植过程中如何更好地给患者提供心理支持

在造血干细胞移植过程中，患者往往容易产生一些情绪反应，比较常见的包括焦虑、紧张、恐惧、敏感、依赖、无助、悲哀、绝望等。该如何看待这些情绪反应，调整情绪状态，以及家属在移植过程中如何更好地给患者提供心理支持呢？下面我们就来聊聊这个话题。

医常识

我变成了一个胆小鬼

对任何人来说，造血干细胞移植都是人生中一次艰难的决定。面对移植结果的不确定性，人会本能地产生恐惧。

移植前主要有“四怕”：移植风险危及生命；移植导致的痛苦和不适；移植后并发症；治疗费用导致家庭经济负担。另外，由于即将面对移植过程中全封闭的环境、与家人朋友的分离，治疗及疾病本身对身体造成的不适，移植准备过程中的琐事，各种似懂非懂的医学名词，都有可能诱发各种情绪反应。特别是当出现一些突发事件，如周围病友的突然离去更有可能加剧上面的情绪反应。

面对造血干细胞移植这一复杂治疗过程的压力时，恐惧是常见且正常的情绪反应。因此，面对这些情绪反应时，首先要接受并正视它们。不必为恐惧而觉得自己变成了胆小鬼，也不必因为不想做胆小鬼而羞于启齿。勇敢地面对自己的情绪，才能更好地应对整个治疗过程。

如何调整自己的情绪状态

在《西游记》中，唐僧师徒四人因为坚定的信念才克服了九九八十一难，取得了真经。在造血干细胞移植过程中，患者同样需要坚定的信念和积极的心态，才能进行有效治疗，战胜病魔。大量的科学研究已显示，乐观、感恩、希望、坚持等积极的心态，不但可以提高移植后的生活质量，还有助于降低感染的发生，以及降低移植物抗宿主病的严重程度，并改善移植后的生存期限。

医学角

家属在移植过程中如何更好地给患者提供心理支持

在造血干细胞移植过程中，患者不仅要面对疾病本身的挑战，还要应对移植带来的各种压力，出现不同的情绪反应是正常的。作为家属，理解并接纳患者的情绪变化至关重要。家属应多鼓励患者表达内心感受，耐心倾听并给予情绪上的支持，让患者感受到温暖与力量，从而维持积极乐观的心态。同时，家属可以协助患者寻求专业帮助，如与移植科医生沟通或咨询专业心理医生，为患者提供更全面的心理支持，这有助于患者以最佳的心理状态迎接移植治疗，增强治疗效果，促进患者更好地康复。

移植前，家属还可以与一些移植后的病友交流感受和体会，了解他们的亲身经历，以及他们的经验分享，将积极的方面讲给患者听，让患者更好地感受到生命的力量，建立信心，战胜病魔。

每个移植患者都是英雄！他们在用最激烈的方式与病魔战斗，家属则是这些英雄们最坚强的后盾！每年都有成千上万的患者接受造血干细胞移植，每个人都在经历着自己的酸甜苦辣，许多患者收获了身体的康复，重返正常的工作和生活，并且对人生更加豁达、对他人更加宽容。

希望每一位移植患者都能战胜自我、重获新生！

医研汇

造血干细胞移植期间，患者的心理状态有哪些

1. 焦虑 有研究显示，移植过程中患者最主要的不良情绪是焦虑和

抑郁，其发生率几乎为100%。焦虑会导致患者食欲减退、机体免疫功能下降、治疗和护理配合度降低、生活质量降低，严重焦虑者甚至会影响移植进展。

2. 孤独　由于移植过程需要在层流病房内度过，这就意味着患者要独自居住在无菌层流病房6～8周，缺少家人的贴身陪伴，患者极易产生孤独、紧张等不良情绪，还可能出现生理上的不良反应，导致明显的神经系统及内分泌系统的功能改变，甚至影响移植的顺利进行。

3. 失望　预处理期间，随着药物的不断应用，药物毒副作用不断累积，细胞数量及身体状态逐渐下降，容易出现斗志丧失的情况。

4. 担忧　在移植过程中，患者缺乏系统而全面的信息资源，知识的缺乏往往会导致内心的不确定性，进而表现为对移植结果的担忧。

5. 歉疚　相关研究显示，这种歉疚感主要是来自两个方面：造血干细胞移植的巨额花费和家庭成员正常的生活模式被打乱。对于造血干细胞移植患者的家属来说，其不仅要面对精神的消耗，同时也要面临经济的压力，所以患者会出现歉疚之情。

6. 希望　造血干细胞移植并不是只为患者带来负面情绪，有的患者在经历了这个过程后，会对生活有更加积极的态度，从而有更坚定的信心来面对以后的挑战。

第四章 造血干细胞移植，你准备好了吗

第1节 进仓！你准备好了吗

层流病房，就是我们俗称的“仓”。对于血液病患者而言，就如同守护生命的无菌盾牌，为患者的康复之路铺设了一条更加安全、洁净的通道。它不仅是一间高科技的病房，更是患者康复的温馨港湾。下面让我们一起揭开层流病房的神秘面纱，探索它如何以科技之名，守护每一份生命的希望与奇迹。

医常识

层流病房——守护生命健康的无菌堡垒

层流病房，又称“无菌仓”或“移植仓”，是一种采用纯物理过滤技术创造的洁净空间，专为血液病患者等易感人群设计的，以充分降低其感染率。这种特殊环境通过高效过滤器层层滤过，能够清除超过99.9%直径大于0.3微米的尘粒及细菌，使空气达到基本无菌的程度。层流病房内部设施齐全，通常配备有独立的新风系统，24小时不间断地将过滤后的清洁空气输入层流病房中，为患者提供一个全环境保护的隔离区域。

此外，层流病房还配备有中心供氧、负压吸引、电视及通信设备等，以满足患者的治疗和生活需求。

在层流病房中，患者能够在一个几乎无菌的环境中接受治疗，极大地降低了感染的风险。这种全环境保护措施不仅确保了治疗过程的安全，也提高了治疗成功率，为患者提供了更多康复的希望。

医学角

层流病房的结构与设置

层流病房的设计充分考虑了患者的治疗需求和医护人员的工作便利。一般来说，层流病房由多个功能区组成，包括百级垂直层流病室、万级垂直流过渡间、医护人员用房以及探视走廊等。其中，百级垂直层流病室是空气洁净度最高的区域，也是患者居住的核心区域。

除了高度净化的空气环境，层流病房还配备了各种先进的医疗设备，如监护仪、输液泵、血压计等，以满足患者日常治疗和监测的需要。此外，每个层流病房都设有专门的卫生间，确保患者在日常生活中的无菌状态。

医心汇

层流病房技术的未来发展趋势

随着医疗技术的不断进步和患者需求的日益多样化，层流病房技术也在不断发展和完善。未来，层流病房技术将更加注重智能化和个性化的发展。

在智能化方面，层流病房将引入更多的智能监测和控制设备，实现对空气洁净度、噪声等环境参数的实时监测和自动调节，为患者提供更加舒适和安全的治疗环境。同时，智能化的层流病房还将具备远程监控和故障诊断功能，方便医护人员及时发现和处理问题。

个性化方面，层流病房将更加注重患者的个性化需求。例如，根据患者的不同病情和治疗需求，调整层流病房的净化级别和设备配置；为患者提供更加个性化的护理服务，如心理疏导、营养支持等；甚至可以根据患者的喜好和习惯，对层流病房的装饰和布局进行个性化设计。

层流病房作为医疗领域中的一项重要技术，将在未来继续发挥其独特的优势和作用。通过不断优化和完善技术，层流病房将为更多需要严格无菌治疗的患者提供更加安全、舒适和有效的治疗环境。

第 2 节　进仓前患者需要做哪些检查

踏入层流病房前，每一步准备都至关重要。了解检查项目，做好身心准备，是确保治疗安全与顺利的关键。

医常识

全面检查——进仓前的坚实基础

对于血液病患者而言，进入层流病房前的检查是确保治疗安全的第一道防线。这些检查不仅能够帮助医生全面了解患者的身体状况，还能及时发现并处理潜在的感染风险。常见的检查项目包括血常规、肝肾功能、凝血功能等，它们能反映患者的血液状态、内脏功能以及机体的代谢情况。

此外，针对特定病原体的检测也是必不可少的，如巨细胞病毒、EB病毒等，这些病毒在血液病患者中较为常见，且易引发严重并发症。血液病患者进入层流病房前的检查项目繁多且全面，能够从多个维度评估患者的身体状况和潜在风险，为制订安全有效的治疗方案奠定坚实基础。

医学角

药浴——无菌环境的安全保障

药浴，这一听起来就充满古老智慧的疗法，在现代医疗中依然扮演着重要角色。对于即将进入层流病房的血液病患者来说，药浴是一道必经的清洁程序。在进入层流病房前的药浴就是指对患者全身表面皮肤的消毒，通过消毒剂在全身涂抹达到清洁消毒的目的，可以有效降低患者在移植期间的感染风险。在医护人员的指导下，患者将被引导至专门的药浴室。药浴所使用的皮肤清洁消毒剂，主要成分为葡萄糖酸氯己定。这种成分以其强大的广谱抑菌、杀菌能力而闻名，能够有效对抗包括革兰氏阳性菌和革兰氏阴性菌在内的多种病原体。它通过抑制细菌细胞壁的合成，能够有效破坏细菌的生存环境，从而达到清洁消毒的目的。

在药浴过程中，患者需要全身均匀涂抹药液，每个部位涂抹两遍，结束后，患者会在医护人员的协助下进行彻底的冲洗和擦干，以去除残留的药液和污垢。随后，患者换上经过严格灭菌处理的无菌衣，正式踏入层流病房，接受进一步的治疗与护理。

医识库

药浴背后的科学原理与意义

药浴之所以成为进入层流病房前的必要步骤，其背后蕴含着深厚的科学原理与重要意义。

首先，皮肤作为人体最大的器官，其表面附着着大量的微生物和污垢。这些微生物在正常情况下对人体无害，但在免疫力低下的血液病患者中，可能成为潜在的感染源。通过药浴的清洁作用，可以有效减少这些微生物的数量，降低感染风险。

其次，药浴中的药物成分能够渗透到皮肤深层，发挥抗菌、消炎、止痒等功效。这对于缓解患者因疾病引起的皮肤瘙痒、红肿等症状具有重要意义。同时，药浴的作用还能促进皮肤的血液循环和新陈代谢，有助于加速患者的康复进程。

血液病患者进入层流病房前的检查与药浴之旅是一个严谨而细致的过程。从全面的身体检查到独特的药浴清洁程序，每一步都旨在为患者创造一个安全、舒适、无菌的治疗环境，确保每一步都符合无菌要求，为血液病患者的康复之路保驾护航。

第 3 节 如何做好心理建设

面对造血干细胞移植，心理准备尤为关键。恐惧、无助、情绪波动皆属正常。善待自己，视之为重生的挑战。主动求知或顺其自然，选择合适自己的方式，迎接希望与变革。你准备好了吗?

医常识

初探心理防线——接纳与理解

血液病患者踏上治疗旅程的首要任务是建立一道坚实的心理防线。这不仅是对抗疾病的物理战斗，更是对内心深处的探索与和解。面对移植这一重大决定，恐惧与无助如同夜色中的迷雾，悄然而至。记住，这些情绪反应是人之常情，它们是身体与心灵正在经历巨变的自然信号。重要的是，我们要学会接纳这些情绪，而不是逃避或自责。把每一次的情绪波动视为自我认知的契机，学会理解它们是内心力量的试金石。

医学角

知识引领——照亮治疗之路

在医学的广阔领域中，血液病的治疗如同一场精密的科学探索之旅，患者则是这场旅程中的主导者。主动获取医学知识，是患者对自己生命负责的重要体现。这包括了解治疗方案、药物的作用机制、潜在的风险与并发症等。通过阅读权威的医疗资料、参与病友间的经验分享会、与医疗团队进行深入交流，患者可以逐步揭开疾病的神秘面纱，减少因未知带来的恐惧感。知识，作为驱散恐惧的明灯，将使患者在治疗过程中更加从容，做出更加明智的决策。

医心汇

爱的力量——家庭的情感支撑

在血液病治疗的漫长道路上，家人的支持是患者不可或缺的力量源泉。他们不仅是患者情感上的依靠，更是其坚定前行的坚实后盾。通过加强家庭成员间的沟通，分享彼此的担忧、恐惧与希望，可以加深相互间的理解与支持，从而减轻患者的心理负担。同时，关注家庭成员的情绪变化，共同分担压力与付出，也是构建和谐家庭环境的关键。一个充满爱与理解的家庭氛围，能够为患者提供源源不断的正能量，激励其更加积极地配合治疗，促进早日康复。

在血液病的治疗过程中，心理建设是与身体治疗同等重要的环节。通过理解情绪反应、主动学习医学知识、构建家庭支持网络以及寻求专业心理帮助等措施，患者可以更好地应对治疗带来的挑战和压力，从而提高治疗效果和生活质量。

第 4 节 为患者做饭、送餐需要注意什么

在血液病患者的康复之路上，饮食管理是一项至关重要的环节。家属作为患者的坚强后盾，在送餐过程中不仅需要了解基本的医学常识，还要掌握一定的医学知识和操作技巧，以确保患者能够安全、有效地获取营养。

医常识

什么是高压无菌饮食

患者在造血干细胞移植期间机体的免疫功能低下，极易发生感染。作为血液病患者饮食管理的重要一环，常见为高压无菌饮食，其核心在于通过高压处理杀灭食物中的微生物，确保饮食的无菌安全。这种饮食方式不仅是为了预防感染，更是保护患者脆弱的肠道功能。在准备食物时，务必确保食材新鲜、烹饪彻底，并将做熟的饭菜放入不锈钢饭盒内，再套上双层布袋，将饭菜与餐具一起放入高压锅中待水开冒气后加压 15 分钟。

饮食原则的精细把控

在患者病情允许的情况下，建议以少油、清淡、易消化的食物为主。这不仅能减轻患者的胃肠道负担，还能有效缓解恶心、呕吐等化疗副作用。家属可以选择蒸、煮、炖等烹饪方式，避免油炸和刺激性食物，同时保证食物的色香味俱全，以激发患者的食欲。

由于患者可能因恶心、呕吐、腹泻等症状而丢失大量电解质，因此在饮食中要适量放盐，以补充体内所需的钠离子和其他电解质。但也要注意避免过咸，以免影响患者健康。

在准备饭菜的过程中，家属要特别注意饮食卫生。水果和蔬菜要彻底洗净，去除表面的农药残留和细菌；饭菜要新鲜制作，避免隔夜或长时间存放；餐具要定期消毒，每次连同饭菜一起放入高压锅消毒灭菌处理。此外，尽量避免购买零散包装食品，以减少食品污染的风险。

医学角

特殊时期的饮食调整

1. 预处理期及干细胞移植期间 这一时期患者胃肠道反应较重，家属应准备清淡、易消化的食物，如蒸山药、煮面条等。同时，要采用少量多餐的进食方式，避免一次性进食过多，加重胃肠道负担。对于恶心、呕吐严重的患者，可以尝试给予少量流食或半流食，如米粥、藕粉等。

2. 骨髓抑制期 此阶段患者免疫功能低下，易发生感染。家属应鼓励患者进食清淡软食或半流食，以减轻口腔溃疡和食管溃疡的疼痛。同时，要注意避免进食油类和易发酵的食物，以免加重腹泻症状。此外，可以适量加入肠外营养以维持患者的能量供应。

3. 恢复期 随着患者造血功能的逐渐恢复，饮食也应逐渐调整至高蛋白、高维生素、富含铁和叶酸等造血原料的食物。家属可以逐渐增加肉类、蛋类、奶类以及新鲜蔬菜和水果的摄入量，以满足患者身体对营养的需求。同时，要注意观察患者的消化情况，避免暴饮暴食和食用刺激性食物。

医心汇

安全送餐

安全送餐，从细节做起。

家属在送餐前，采用内外双层餐具的包装方式，这既是对高压处理效果的维持，也是对病房无菌环境的尊重。在传递口外，家属应小心打开外层高压锅，避免烫伤，同时保持内层餐具及双层布套的完整性，通过传递口送入病房，并通知护理人员接收。这一过程考验的是家属的耐心与细心，每一步都要精确无误，以确保食物的安全送达。餐具回收，也同样重要。患者用餐完毕后，护理人员会将餐具整理放置于传递口出口位置。家属在取回餐具时，再次确认餐具的清洁与完整，避免交叉感染。

在为血液病患者准备饭菜及送餐的过程中，家属需要充分了解患者的病情和饮食需求，从高压无菌饮食、饮食原则的精细把控以及特殊时期的饮食调整等多个方面入手，为患者提供安全、营养、易消化的饮食支持，以更好地促进患者的身体康复和病情稳定。

第五章　造血干细胞移植，我来了

第 1 节　造血干细胞移植步骤

造血干细胞移植是目前治疗白血病、骨髓增生异常综合征、骨髓纤维化、淋巴瘤等良恶性血液病的有效方法。近 20 年来，造血干细胞移植得到长足发展，显著改善良恶性血液病患者的总体生存质量。

医常识

什么是造血干细胞移植

造血干细胞移植，是患者先接受超大剂量放疗或化疗，有时联合其他免疫抑制药物，以清除体内的肿瘤细胞、异常克隆细胞，然后再回输自身或他人的造血干细胞，重建正常造血和免疫功能的一种治疗手段。

医学角

造血干细胞移植的步骤

1. 移植前准备

（1）入仓前全面检查：患者进入层流病房前，要进行全面检查，以了解其疾病缓解状态、重要器官功能状态、有无潜在感染灶。

（2）入仓宣教：入仓前护士会对患者进行详细的入仓宣教，包括检查皮肤，如剃掉头发、胡须，剪短指甲等；进行饮食宣教，如饮食制作要求、饮食种类的选择等。

（3）仓内物品准备：患者需要在层流洁净病房住 20 天左右，所以还需要准备所用的生活用品。

2. 预处理期　在造血干细胞移植前，患者需要接受一个疗程的大剂量化疗或联合大剂量的放疗，这种治疗称为“预处理”，这是造血干细胞移植的中心环节之一。

3. 外周血造血干细胞采集　采集外周血造血干细胞时，先要给予供者重组的生长因子（粒细胞集落刺激因子或粒细胞 - 巨噬细胞集落刺激因子）来刺激干细胞的增殖和活化，在 4 ~ 6 天后利用血细胞分离机分离和采集外周血干细胞。

4. 造血干细胞输注　将采集完成的造血干细胞输注到患者体内，也是造血干细胞移植的重中之重。输注之前护士会遵医嘱给患者使用抗过敏药物，进行持续心电监护，必要时给予氧气吸入，并会陪在患者身边，时刻关注患者的状态。

5. 骨髓抑制期　血小板和血红蛋白不断下降，白细胞甚至到零，此时期一定要保证患者的安全，做好预防感染、出血、晕倒等的安全措施。

6. 造血干细胞植入　待植入的造血干细胞在患者体内成功造血，若连续 3 天中性粒细胞绝对值计数 $>0.5\times10^9$/ 升或 1 天 $>1\times10^9$/ 升，则表明中性粒细胞植活；血小板植活是指在未输注血小板的情况下，血小板计数达到 $>20\times10^9$/ 升；这表明造血干细胞已成功植入，也称为植活。

第 2 节　造血干细胞移植过程中对身体的影响及常见并发症

医常识

造血干细胞移植过程中的主要并发症

1. 预处理期间并发症　由于在输注干细胞之前，会对患者进行大剂量的放化疗处理，可能会对患者的消化功能、肝肾功能造成毒副作用，移植后患者可能会出现口唇溃疡、恶心呕吐，甚至出现肝肾功能衰竭等并发症。

2. 感染　患者在进行造血干细胞移植后，会有一段时间的骨髓抑制期，此时由于体内的粒细胞缺乏，可能会出现各种各样的感染，主要包括细菌、真菌以及病毒等感染。

3. 移植物抗宿主病　主要分为急性或慢性的移植物抗宿主病，可能会累及皮肤、消化道以及肝脏等，可表现为皮疹或水疱、食欲减退以及皮肤发黄等症状。

医识库

预处理期对患者身体的影响及对策

1. 恶心呕吐　是最常见的副作用，大部分患者都会有不同程度的恶心、呕吐，医生会事先使用止吐剂，恶心时可做深呼吸，以减少呕吐次数。建议进食清淡易消化的食物。症状可持续数天、数周甚至数月。

2. 口腔疼痛　预处理过程中放疗、化疗及移植后使用的部分免疫抑制剂会使口腔黏膜变得非常脆弱，常引起黏膜炎。有时整个消化道都会受到刺激而疼痛，严重程度取决于治疗方案及患者的反应。建议加强漱口，将漱口水在口腔中停留 2 分钟以上，对于预防溃疡的发生及继发感染有很大帮助。

3. 腹泻　放化疗可导致消化道黏膜损伤而引发腹泻，严重者出现水样泻，可伴腹痛、腹胀等症状，若不合并感染一般可自行消失。建议清淡饮食，减轻消化道负担。

4. 神经系统症状　一些药物如马利兰等，可导致中枢神经系统的副作用，如癫痫发作，在用药前医生会给予药物预防，一旦发生会给予药物干预，一般不会留下后遗症。

5. 心脏毒性　环磷酰胺、蒽环类抗肿瘤药物等可能损伤心肌，对心功能减退或累积用药较多的患者，会诱发急性心力衰竭、心律失常等。移植前进行心脏全面评估，合理选择药物，用药过程中注意液体速度，保持出入量平衡，大多可以避免心脏毒性反应。

6. 发热　一些药物，如阿糖胞苷、抗人 T 细胞球蛋白等输入后会发生发热反应，感染亦会产生发热反应。

7. 出血性膀胱炎　移植早期（2 周内）发生的出血性膀胱炎多和药物有关，预处理药物（如环磷酰胺等）可导致出血性膀胱炎，表现为尿频、尿急、尿痛、肉眼血尿，严重者可出现小便中有血凝块甚至尿路梗阻。膀胱炎的发生与预处理用药及免疫抑制强度等有关，预后良好，一般可自行恢复。

医学角

造血干细胞输注相关并发症

造血干细胞输注过程与输血类似，但由于回输速度较快且输入的是异体干细胞，输注过程中可能出现皮疹、发热，以及血压、心率改变。当输注自体干细胞或脐带血干细胞时，其中的二甲基亚砜（细胞冷冻保护剂）可能引起血压和心率改变、头痛、呼吸困难、腹痛、恶心呕吐等不适症状，这些症状通常为一过性的，部分症状需要药物缓解。回输后患者可能出现一过性尿色变成淡红色，这属于正常现象，不必过度紧张。

第 3 节 层流病房内的自我保健

干细胞移植后，患者的免疫系统通常较为脆弱，容易感染。自我保健措施，如良好的个人卫生和避免接触感染源，可以有效降低感染的风险。保持积极的心理状态和良好的生活习惯，有助于患者更好地应对治疗带来的挑战。及时关注身体变化并报告给医生，可以早期发现和处理潜在的问题，避免严重并发症的发生。

医常识

如何进行层流病房内自我保健

1. 卫生习惯 勤洗手，尤其是餐前、便后，擦浴有益于减少皮肤上的细菌。

2. 口腔护理 坚持每天多次含漱，含漱时间为 5 ~ 10 分钟，尽可能清除口腔内的食物残渣和细菌，充分发挥漱口水的药效。

3. 肛周护理 便后及时坐浴，当日无排便时，保证每日早晚各坐浴一次，预防肛周感染，切勿坐浴时间过长。

4. 适当锻炼 移植期间因非常虚弱而不愿运动，但是适当地锻炼身体可以改善身心状态。避免剧烈运动，可以在病床上进行锻炼。

5. 注意营养 治疗通常会影响患者的胃口和消化功能。由于味觉改变、恶心、口腔干燥等原因，进食可能会变得比较困难，但是为了维持消化道的功能，应该坚持少量进食。

医识库

造血干细胞移植期间的自我观察

在造血干细胞移植过程中，如果出现以下情况请及时告知医护人员。

1. 感觉畏寒发冷，请及时测量体温。
2. 注意皮肤发痒，皮肤黏膜发生改变，如出现皮疹、黄染、出血点、瘀斑等。
3. 口腔黏液增多，黏膜疼痛，吞咽困难，咽部有异物感。
4. 胃部不适，出现恶心、呕吐等症状。
5. 排尿时有尿频、尿急、尿痛、尿不尽或尿色异常。
6. 出现腹部不适，排便后有肛周不适，大便次数增多、性状发生改变。

医学角

经口进食：移植患者关键的营养来源

对于造血干细胞移植患者来说，给予营养的途径首先是经口进食，这不仅是为了维持患者日常所需要的营养，更重要的是保持各脏器的生理功能。进食对维持胃肠道正常功能，保持肠道屏障作用，减少细菌移位以及预防肝内胆汁淤积具有重要意义。因此，经口进食对于移植患者非常重要。

第六章 造血干细胞移植后，一个全新的自我

第 1 节 划重点：造血干细胞移植后的自我护理

造血干细胞移植后，患者的免疫系统处于重新建立的阶段，且移植后可能会出现各种并发症，如移植物抗宿主病。自我护理有助于减少感染的风险，降低并发症发生的概率或者减轻其严重程度。同时，也能够提高患者的依从性，提升整体的治疗效果。

医常识

自我护理的重点内容

1. 感染预防 注意个人卫生，饭前、饭后用生理盐水或专用漱口水漱口，预防口腔感染和溃疡，饭前、便后勤洗手。

2. 饮食管理 遵循新鲜、干净、卫生、清淡、易消化、营养丰富的饮食原则，注意饮食卫生，水果要洗净削皮。避免生冷、刺激以及未经煮熟的食物，以防肠道感染。

3. 药物使用 按时按量服用抗排异、抗病毒、抗真菌等药物，不可随意中断或更改剂量。以防出现严重的排异及感染。

4. 定期复查 严格按照医生要求的时间进行各项检查，如血常规、肝肾功能等。

5. 症状观察 密切关注自身症状，如发热、咳嗽、腹泻、皮疹等。自备血氧饱和度监测仪，每天监测血氧，观察血氧数值是否波动在 95% ~ 100%，有助于早期发现肺部相关并发症。

医学角

为什么要进行自我护理

1. 预防并发症　移植后可能会出现各种并发症，如感染、移植物抗宿主病等。通过自我护理，如注意个人卫生、按时服药、合理饮食等，可以降低并发症发生的概率或减轻其严重程度。

2. 免疫系统重建需要　移植后患者的免疫系统正处于恢复阶段，自我护理有助于为免疫系统的恢复创造良好的环境。

3. 保障治疗效果　按照医嘱进行自我护理，有助于药物更好地发挥作用，从而保障移植的治疗效果。

医识库

移植物抗宿主病是在造血干细胞移植过程中，来自供体的淋巴细胞攻击受者脏器产生的临床病理综合征。简单来说，就是输入的造血干细胞把受体的身体当作“敌人”进行攻击，导致受体出现各种症状和组织损伤。

急性移植物抗宿主病的临床表现主要累及皮肤、肝脏和胃肠道等系统，一般不累及肺脏，但部分患者可能出现非感染性肺炎，表现为发热、咳嗽、呼吸困难等，这可能与移植后免疫抑制剂的应用和肺部感染等多种因素有关。慢性移植物抗宿主病则可累及多个器官系统。关节疼痛在急性移植物抗宿主病中不常见，但在慢性移植物抗宿主病中可出现关节疼痛和僵硬。其余临床表现如下所示。

1. 皮肤　常表现为红斑性皮疹，一般从手掌、足底、面部开始，逐渐扩展至全身，可伴有瘙痒，严重时皮肤会出现大疱、脱屑。

2. 胃肠道　主要症状是恶心、呕吐、腹痛、腹泻，严重时可导致肠道黏膜损伤，引起血便、电解质紊乱和脱水。

3. 肝脏　表现为黄染，即皮肤、巩膜黄染，肝功能异常，可能出现肝肿大，严重肝功能衰竭可危及生命。

4. 其他系统　部分患者可能出现口腔黏膜炎、口腔溃疡，影响进食和生活质量。

第 2 节　怎样做到按时回医院“打卡”

患者在移植后半年内，需要经常去门诊随访，进行抽血化验、骨髓穿刺，怎样才能做到按时回医院“打卡”呢？首先，患者自身要有强烈的健康意识，充分认识到按时回医院复查对于监测病情恢复、及时发现潜在问题的重要性。其次，家属应发挥积极的督促作用，与患者同时制订复查计划，将复查日期记录在显眼位置，临近时，提醒患者做好准备。

医常识

复查的必要性、复查的项目和时间

1. 复查的必要性　第一，有助于监测移植效果。通过复查可以了解造血干细胞是否成功植入，造血功能是否恢复正常。如定期检查血常规、骨髓穿刺等，观察血象恢复情况，从而判断移植是否达到预期目标。第二，可以及时发现并发症。移植后患者可能面临感染、移植物抗宿主病以及其他各个脏器功能损伤等多种并发症。早发现、早干预可以降低并发症对患者的危害。第三，根据复查结果，有助于医生调整治疗方案。对免疫抑制剂、抗感染、抗病毒药物等的使用进行调整，以确保治疗的有效性和安全性。第四，每次复查结果良好能增强患者战胜疾病的信心，为患者提供心理支持和安慰，使其更好地配合后续的治疗和康复。

2. 复查项目　血常规检查、生化检查、病毒检测、环孢素 / 他克莫司浓度检测、免疫功能检测、骨髓穿刺、心功能检查、影像学检查等。

3. 复查时间　如果患者出现任何不适症状，如发热、皮疹、咳嗽、胸闷、出血、腹泻、恶心、呕吐等，应随时就诊复查。一般出院后的第一个月，至少每周看一次血液内科门诊，以后可以每两周甚至一个月一次，病情稳定后可以回当地医院定期复查。出院后半年、一年、两年需要进行全面复查，通常在移植后的前三年需要与移植科的主治医生保持密切的联系，可在出院时和主治医生沟通好复诊时间，通过医院官方微信公众号与服务号、手机 APP、互联网门诊、电话等方式进行预约。

医学角

对复查项目的观察

1. 血常规 包括白细胞、红细胞、血小板、血红蛋白等指标，用于评估造血功能的恢复情况。

2. 生化检查 如肝肾功能（谷丙转氨酶、谷草转氨酶、总胆红素、肌酐、尿酸等），电解质（钠、钾、氯、钙、磷等），血糖等，以了解器官功能和代谢情况。

3. 骨髓穿刺检查 评估骨髓的造血情况，包括细胞形态、增生程度等。

4. 免疫功能检测 如 T 细胞亚群、免疫球蛋白等，了解免疫系统的恢复情况。

5. 病毒检测 如巨细胞病毒、EB 病毒等，防止病毒感染引发的一系列并发症。

6. 环孢素 / 他克莫司浓度监测 方便医生调整药物剂量，维持合适的免疫抑制水平。

7. 影像学检查 如胸部 CT、腹部 CT 检查，排查肺部感染或其他病变。

8. 心脏功能检查 如心电图、心脏超声检查等，监测药物对心脏的影响。

医识库

病毒感染是移植后较为常见且可能严重影响患者康复的并发症，也是导致患者非复发死亡的主要原因之一，包括原发性病毒感染或潜伏病毒的再激活。主要由于移植后患者免疫功能低下，机体对病毒的抵抗能力显著降低，常见的导致感染的病毒包括巨细胞病毒、EB 病毒、单纯疱疹病毒、腺病毒、人类疱疹病毒 6 型（HHV-6）等。病毒感染后可能引起多种症状，如发热、腹泻、肝功能异常等，如果不及时干预，可能会出现肺炎、肝炎、脑炎等严重并发症，甚至危及生命。

第 3 节　造血干细胞移植后康复运动怎么做

大部分移植后患者经过长期卧床、长期应用激素后，导致肌肉萎缩、肌肉的收缩力下降、骨质疏松，有些患者会觉得心有余而力不足，想去尝试一些活动但又不知道怎么开始。那么，如何改善这种情况呢？

医常识

移植后为什么要进行康复运动

1. 增强心肺功能　通过运动可以提高心肺的耐力和效率，促进血液循环和氧气供应，有助于身体各器官的正常运转和恢复。

2. 改善肌力和耐力　长时间的治疗和卧床导致肌肉萎缩和肌力下降。适当的运动能够刺激肌肉，增加肌肉纤维的力量和大小，提高肌肉的力量和耐力，使患者能够更好地完成日常活动。

3. 维持关节灵活性　预防关节僵硬和挛缩，保持关节正常的活动范围，提高身体的运动能力和舒适度。

4. 促进新陈代谢　有助于营养物质的吸收和利用，加快废物的排出，增强身体的免疫功能和自我修复能力。

5. 缓解心理压力　运动可以促进大脑分泌内啡肽等神经递质，改善情绪，减轻焦虑、抑郁等不良情绪，增强患者的自信心和积极心态。

6. 减少并发症风险　如骨质疏松。

医学角

适合移植后患者的运动方式

1. 散步　这是一种简单且温和的有氧运动，有助于提高心肺功能，增强腿部力量，且对身体的负担较小，也是造血干细胞移植后最推荐的一种运动方式。

2. 瑜伽　可以选择一些轻柔的瑜伽动作，如简单的伸展、扭转和呼吸练习，有助于提高身体的柔韧性和平衡能力，同时帮助放松身心。

3. 太极　动作缓慢、流畅，能够锻炼身体的协调性和平衡感，还能促进血液循环。

4. 静态自行车骑行 在室内进行，可根据自身状况调整阻力和时间，对关节的压力较小。

5. 轻度的伸展运动 如颈部、肩部、手臂和腿部的伸展，帮助缓解肌肉紧张，增加关节活动度。

康复运动的注意事项

1. 遵循医生建议 移植后早期必须严格按照医生的建议和许可来开始运动。医生会根据患者的具体恢复情况，包括免疫系统的重建、身体各项指标等，提出建议。一般来说，当患者的白细胞计数 $>3.0\times10^9$/L、血小板计数 $>50\times10^9$/L，移植后 2 个月可逐步增加户外活动时间。

2. 控制运动强度 以不引起疲劳和不适为原则。开始运动时间可以较短，比如每天 10 ~ 15 分钟，5 ~ 7 天为一个阶梯，每个阶梯增加 10 分钟。每次运动到感觉稍稍有点累，身上微微出汗就要停止。

3. 身体感知 密切关注身体的信号，如疲劳、疼痛、呼吸困难等。如果在运动中或运动后出现任何不适，应立即停止运动并及时就医。

4. 循序渐进 避免一开始就进行过度的运动，要逐步增加运动的时间、强度和频率，给身体足够的时间适应。

5. 预防感染 由于患者的免疫功能尚未完全恢复，运动时要注意环境的清洁和卫生，避免到人员密集、容易感染病原体的场所运动。

6. 注意安全 运动时要有家人或护理人员陪同，防止摔倒或受伤。

医识库

激素诱导的骨质疏松

激素（如糖皮质激素）会通过多种机制影响骨骼健康，导致骨质疏松。首先，它会抑制成骨细胞的活性，减少新骨的形成。其次，激素会增强破骨细胞的作用，加速骨吸收，使骨量减少。最后，激素还可能影响钙的代谢，导致肠道对钙的吸收减少，肾脏对钙的排泄增加，进一步加剧了钙的失衡，严重时可造成患者的骨折。预防措施包括补充钙剂和维生素 D、药物治疗（如双膦酸盐类药物）、定期进行骨密度检测、均衡饮食、适度运动。

第4节 造血干细胞移植患者回家后，对家里的环境有哪些要求

造血干细胞移植后，患者免疫力较为低下。居家环境保持干净卫生对移植后患者来说至关重要，是促进身体康复、提高生活质量和保障生命安全的重要因素。

医常识

移植后患者居家环境要求

1. 独立的房间 保证患者有独立房间，每日用含氯消毒剂擦拭两次，擦拭房间的抹布、墩布要及时清洗干净并晾晒。建议使用一次性物品，用后丢弃。放置一台空气净化器，房间内尽可能只放患者必需品。避免居住在周围有饲养鸽子或者各种鸟类的小区。

2. 房间卫生 打扫房间时，患者要戴好口罩，移步到客厅。物体表面的灰尘含有各种微小颗粒，如真菌孢子、细菌、病毒等，吸入之后会对免疫功能低下的患者造成呼吸道和肺部的损害。

3. 其他区域的卫生 浴室、餐厅和厨房也要经常打扫，不要在家中摆放植物、鲜花，不要饲养宠物。植物上可能存在芽孢杆菌、假单胞菌等，鲜花上可能会有霉菌、曲霉菌等真菌，宠物身上携带的细菌和病毒种类较多，应避免与免疫功能低下的患者密切接触。

4. 烹饪食材 食材要干净、卫生，不食用久置的食物，加工生食、熟食的案板和刀具要分开，烹饪时患者不能吸到油烟，冰箱在存放食物前要用市售消毒液清洁消毒，以防霉菌污染食物。

5. 通风要求 平日多关注天气预报，室外空气良好时可以早、晚开窗通风，每次最少30分钟，保持室内空气新鲜和适宜的温湿度，增加氧气含量，减少异味和有害气体。

医学角

为什么移植后患者要如此注意居家环境清洁

1. 降低感染风险 移植后患者免疫功能尚未完全恢复，对病原体的

抵抗力较弱，极易发生感染。而干净卫生的环境能够减少细菌、病毒、真菌等病原微生物的滋生和传播。从而有效降低感染的概率，避免感染引发的严重并发症，如肺炎、败血症等。

2. 增强心理舒适度　整洁、舒适的居住环境有助于患者保持良好的心情，减轻心理压力。积极的心理状态对身体的康复有着重要的促进作用。

3. 保障饮食安全　干净的厨房和储存环境可以防止食物受到污染，降低肠道感染的可能性，确保患者能够摄入安全、营养的食物，为身体恢复提供充足的能量和营养支持。

4. 预防交叉感染　家庭成员也可能携带病原体，良好的环境卫生有助于减少交叉感染的机会，保护患者的健康。

医识库

肺部真菌感染是指真菌感染导致的肺部疾病，是常见的呼吸系统感染性疾病之一，患者常有咳嗽伴或不伴咳痰、发热、呼吸困难、胸痛等。移植后患者免疫功能严重受损，真菌容易侵入肺部。同时，免疫抑制剂的应用进一步削弱了免疫系统对真菌的防御能力。

在日常生活中，潮湿的泥土、陈旧的书籍、长期堆放的衣服、长久未清洗的空调，都是真菌隐匿的场所，因此，造血干细胞移植后患者要远离以上环境，避免真菌感染。